Stb

Der Autor

Reinhard Bögle beschäftigt sich seit 1970 mit Yoga, und er war einer der ersten Kursleiter von Yogakursen an der Münchner Volkshochschule. Nach dem Studium der Erziehungswissenschaften mit Schwerpunkt Erwachsenenbildung hat er sich intensiv mit Yoga, den gesundheitsbezogenen Aspekten von Ayurveda und mit systemischen Studien beschäftigt. Wichtige Lehrer waren Vaidya B. P. Nanal, Puna, Dekan für Ayurveda, und Dr. Heinz Strauß, Direktor des Instituts für systemische Studien, München. Bögle war einer der Ersten, die die Bedeutung des traditionellen gesundheitsbezogenen Handelns für Frauen thematisiert hat. Heute ist er ein international anerkannter Yogalehrer und außerdem als Managementberater und Coach tätig. Zum Jubiläumskongress der indischen Gesellschaft zur Erforschung der traditionellen asiatischen Medizin (IASTAM) im Januar 2005 wurde er als einziger ausländischer Gastreferent zum Thema Yoga eingeladen.

Das Buch

Reinhard Bögle zeigt auf leicht nachvollziehbare und ansprechende Weise, wie gezielte Körperübungen zyklusbedingte Beschwerden auf natürliche Weise lindern können – und das bei Frauen jeden Alters. Das hier vorgestellte 28-Tage-Programm umfasst Asanas (Übungen), die genau auf die verschiedenen Phasen des weiblichen Zyklus abgestimmt sind. Die Yoga-Übungen sind klar aufgebaut und werden durch Abbildungen verdeutlicht. Zudem bietet der Autor zu jedem Asana weitere Anregungen und Varianten zur Erleichterung.

Reinhard Bögle

Frauen-Yoga

Das 28-Tage-Programm

Stb

Als Vorlage diente die 2005 im Wilhelm Heyne Verlag, München, erschienene Ausgabe.

ISBN 978-3-89767-656-5

1. Auflage 2009

Umschlaggestaltung: Murat Karaçay
unter Verwendung des Bildes Nr. 6545890 von Robert Cocquyt,
www.fotolia.de
Redaktion & Satz: Uta Frieling
Printed by: Reyhani Druck & Verlag, Darmstadt, Germany

www.schirner.com

Inhalt

Vorwort

Jede Frau macht ganz persönliche Erfahrungen mit ihrem Zyklus. Auf ihre individuelle Art und Weise durchläuft jede diese weniger als 27, genaue 28 oder mehr Tage dauernde Zeit von Menstruation zu Menstruation. Dennoch lassen sich viele allgemeingültige Aussagen über den weiblichen Zyklus treffen. In den miteinander verwandten Gesundheitslehren des Yoga und Ayurveda, die beide der vielfältigen Kultur Indiens entstammen, wurde der weibliche Zyklus detailliert erforscht. Danach ist der Zyklus eine Abfolge von klar definierbaren Wandlungsprozessen. So treten im Lauf eines Zyklus unterschiedliche Spannungsverhältnisse von »Hitze«- und »Kühle«-Zuständen auf. Einfach ausgedrückt: Am Ende des Zyklus verlässt Feuriges den Körper. Es werden »mondartige«, kühlende Regenerationsprozesse in Gang gesetzt, und es entsteht Raum für Neues. Diese monatliche Phase des Neubeginns ist allerdings besonders leicht irritierbar und verlangt daher besondere Aufmerksamkeit. Um sich eines ausgeglichenen Zyklus und guter Gesundheit zu erfreuen, ist es demnach für eine Frau entscheidend, im Einklang mit dem inneren Mond zu sein oder – bei einer Störung – wieder in Kontakt mit diesen Prozessen zu kommen. Im Yoga wird deshalb angestrebt, den Zyklus mithilfe verschiedener Übungen zu stabilisieren, sodass seine einzelnen Phasen ganz natürlich aufeinander folgen können. Das hier erstmals in moderner, kompakter Form vorgestellte 28-Tage-Yoga umfasst Körperübungen (Asanas), die auf die verschiedenen Phasen des weiblichen Zyklus abgestimmt sind. Die Asanas sind als subtile Beobachtungs- und Beeinflussungshaltungen zu verstehen. Sie dienen dazu, das Zyklusgeschehen besser zu verstehen und das Interesse dafür wachzuhalten. Mit ihrer Hilfe ist es zudem möglich, auf das Zyklusgeschehen aktiv Einfluss zu nehmen. Eventuell vorhandene Blockaden können sanft bearbeitet werden. Asana bedeutet wörtlich, »sich zu den eigenen Lebenskräften setzen«. Die Yoga-Übungen haben also nichts mit Religion zu tun, sondern drehen sich um die konkrete Erfahrung. Sie bezwecken eine wohltuende Regulation und Feinabstimmung von Körper und Geist. So werden Sie selbst die Erfahrung machen, dass durch das 28-Tage-Yoga nicht nur Ihr Zyklus, sondern auch Ihre allgemeine Verfassung und Stimmung ausgeglichener werden.

Die Übungen dieses Buches wirken vorbeugend und lindernd bei Schmerzen, Verspannungen und Krämpfen kurz vor oder während der Menstruation. Sie helfen, die verschiedensten Menstruationsbeschwerden auf natürliche Weise dauerhaft zum Verschwinden zu bringen und einen regelmäßigen Zyklus zu stabilisieren. Mit wachsender Harmonie stellen sich Gesundheit und Wohlbefinden ein. Sie gewinnen an Körpergefühl, Selbstbewusstsein und Anmut. Erste positive Effekte zeigen sich meist bereits in der ersten Übungswoche. Ihre volle Wirkung werden die Asanas allerdings erst bei längerer, kontinuierlicher Übungspraxis entfalten. Am besten ist es, wenn Yoga für Sie zu einem festen Bestandteil Ihres Alltags wird. Genauso wie Sie jeden Tag ganz selbstverständlich essen und trinken, könnte es für Sie zu einem Bedürfnis werden, sich Muße für diese besondere Pflege Ihres Körpers zu gönnen. Integrieren Sie also das Übungsprogramm in Ihren Tagesablauf – und praktizieren Sie genussvoll nur ein einziges wohltuendes Asana, wenn die Zeit für Sie wirklich einmal sehr knapp sein sollte. Die Asanas sind somit keine einmaligen »Hauruck-Übungen« oder ein hastig abgespultes modisches Gymnastikprogramm. Die Asanas sind vielmehr als ein nützlicher Aspekt einer positiven, konstruktiven Lebensweise zu verstehen.

Die Begegnung mit dem inneren Mond

Die Grundidee der Asanas besteht darin, wahrzunehmen und zu spüren, was mit einem vorgeht, sich in Beziehung dazu zu setzen, mit einer Entwicklung mitzugehen, Bedürfnisse zu stillen, sich im Körper zu Hause zu fühlen. Eine junge Frau beschreibt, stellvertretend für viele andere Yoga-Praktizierende, ihre Erfahrungen mit den Asanas:

»Bevor ich mit Yoga begonnen habe, hatte ich eigentlich nie einen regelmäßigen Zyklus – außer in der Zeit, als ich die Pille nahm. Aber das ist ja keine natürliche Regelmäßigkeit. Bevor meine Menstruation einsetzte, hatte ich immer starke Schmerzen im unteren Rücken. Es war so schlimm, dass ich manchmal nicht mehr normal aufstehen konnte. Ich musste mich erst zusammenrollen, um hochzukommen. Die Schmerzen hörten auf, als ich mit Yoga anfing. Nachdem ich etwa zwei Jahre lang Yoga praktiziert hatte, wurde mein Zyklus regelmäßig. Abweichungen gibt es seitdem nur bei starken psychischen Belastungen oder starken Emotionen, egal ob Trauer oder Freude. Die Menstruation verschiebt sich dann um ein bis zwei Tage entweder nach vorn oder nach hinten. Ansonsten ist sie regelmäßig geworden.
Erstaunlich finde ich auch, dass ich es spüre, wenn der Blutfluss kommt, vor allem dann, wenn meine Blutung stark ist. Es fließt nicht mehr stetig, sondern entleert sich sozusagen in einem Schub. Es hat mich berührt und ver-

blüfft, dass eine solche Veränderung stattgefunden hat. Die Yoga-Übungen haben mir einen neuen Zugang zu meinem Menstruationszyklus geöffnet und mir auch geholfen, mich viel mehr mit meinem Frausein anzufreunden.«

Zyklus heißt Kreis, und tatsächlich durchlaufen Frauen jeden Monat einmal einen Kreis. Am ersten Tag der Menstruation beginnt die Reise, die sie nach 28 (30, 24 oder einer anderen Zahl von) Tagen wieder zu dem Punkt der Menstruation zurückbringt.
Auf diesem Weg feine Signale des Organismus und zarte Körperregungen zu tasten, zu erkennen, richtig zu deuten und zu begreifen – das ist nicht immer einfach. Sie werden leicht übersehen oder unterdrückt, andererseits auch überbewertet. In der Heimat des Yoga wurden der weibliche Zyklus und die damit zusammenhängenden Veränderungen als natürliche Vorgänge des gesunden Körpers ernst genommen und genau studiert. Von diesem über zweitausend Jahre alten Erfahrungswissen können Sie heute profitieren.

Der innere Mond

Innerer Mond und Begegnung mit dem inneren Mond sind Vorstellungen aus dem Yoga. Als kühlend, mondartig (*shaumya*) einerseits und feuerartig, sonnenartig (*agneya*) andererseits werden zwei unterschiedliche Eigenschaften, Zustände und Vorgänge bezeichnet, die im Verlauf des Zyklus Veränderungen unterworfen sind. Je besser eine Frau die mondartigen und die sonnenartigen Prozesse wahrnimmt und je besser sie mit ihnen umgehen kann, desto leichter reguliert sich der Zyklus, und größeres Wohlbefinden stellt sich für sie ein. Ob der Zyklus dann parallel zum äußeren Mond am Himmel verläuft oder nicht, ist in diesem Zusammenhang nicht von Bedeutung.

Mondartige Eigenschaften
Kühl, kühlend, regenerierend, beruhigend, befeuchtend, schwer, langsam, weich, glatt, still, kräftig.
Sonnenartige Eigenschaften
Heiß, erhitzend, aktivierend, trocken, leicht, schnell, hart, rau, klar, beweglich, fließend.

Da der Menstruationsfluss, die monatliche Blutung, im Yoga als sehr hitzeartig gilt, bedarf es des Kühlenden des inneren Mondes zur Harmonisierung. Einige Yoga-Übungen sind tendenziell mehr hitzeartig, zum Beispiel die Asanas im Stehen. Andere wirken mehr kühlend oder mondartig, zum Beispiel die Asanas im Sitzen. Auch die Art der Ausführung der Übungen lässt sich mit diesen Eigenschaften beschreiben: Gezielter Energie-und Krafteinsatz wird im Yoga als hitzeartig bezeichnet. Als mondartig wird die entspannte Aufmerksamkeit charakterisiert, durch die eine Aktivität eine ruhige, weiche, kühle, aufnehmende, geschmeidig berührende Qualität erhält.

Die drei Phasen des weiblichen Zyklus

Der weibliche Zyklus wird für die Yoga-Übungen in drei Phasen eingeteilt:

1. Ende und Neubeginn des Zyklus: Entleerungsphase 1. bis etwa 4. Tag (Menstruationsblutung) mit Aufbauphase etwa 5. bis 8. Tag
2. Hauptphase: etwa 8. bis 22. Tag (mit fruchtbarem und nicht mehr fruchtbarem Teil)
3. Ausklang und Beginn der Umstellung: etwa 22. bis 28. Tag

Diese einfache Einteilung dient lediglich als Anhaltspunkt; nicht jede Frau hat einen Zyklus von genau 28 Tagen. Die Länge der drei Phasen schwankt also von Frau zu Frau und kann darüber hinaus bei jeder Frau von Zyklus zu Zyklus unterschiedlich lang ausfallen. Schwankungen ergeben sich auch durch die Jahreszeiten, die von jeder Frau anders erlebt werden.
Außerdem wird jede Frau in den einzelnen Phasen des Zyklus besondere Bedürfnisse verspüren und Erfahrungen machen. Manche Frauen verzichten beispielsweise in den ersten Tagen auf die Asanas und wollen sich während der Menstruation lieber ausruhen. Andere werden in der Aufbauphase bereits wieder alle Asanas durchführen. Wieder andere ziehen es vor, mit der Ausklangphase früher zu beginnen.
Richten Sie sich nach Ihrem individuellen Zyklus, nach Ihrem Gespür für das Ihnen Bekömmliche und nach Ihren

persönlichen Bedürfnissen, wenn Sie die Asanas dieses Übungsprogramms praktizieren wollen. Sie können in jeder Phase mit dem Üben beginnen; Sie brauchen nicht auf den ersten Tag Ihres Zyklus zu warten. Am leichtesten wird Ihnen der Einstieg jedoch in der ersten und zweiten Zyklusphase fallen. Ein idealer Beginn ist das eigene Bedürfnis und Interesse, Asanas zu praktizieren. Ihre innere Stimme signalisiert Ihnen: »Ich möchte etwas für mich tun, Asanas wären jetzt gut.« Neben den individuellen Verschiedenheiten in Bezug auf die Zyklusdauer und das Befinden lassen sich einige grundsätzliche Erfahrungen und Beobachtungen festhalten:

1. Phase – Ruhe, Entleerung, Neubeginn, Aufbau

Die ersten vier Tage des Zyklus
Mit der Menstruation fließt Feuerartiges hinaus. Es setzt ein natürlicher Abbau ein, ein Entleeren. Dieser Regenerationsprozess markiert das Ende des alten Zyklus und den Beginn des neuen Zyklus der Fruchtbarkeit. In dieser Phase drückt sich der Körper häufig deutlich aus und signalisiert besondere Bedürfnisse. Sie lassen sich in einer Atmosphäre der Ruhe, Abkühlung und Entspannung, in der das Ausfließen nicht gestört wird, am leichtesten wahrnehmen. Mit einer Ruhepause und einigen erholsamen Yoga-Übungen können Sie die natürlichen Vorgänge der ersten Zyklustage effektvoll unterstützen. Die Asanas 1 bis 8 sowie 11 helfen den unteren Bauchorganen,

entspannt ihre Arbeit zu tun. Die Asanas tragen dazu bei, die Leistengegend und die Innenseite der Beine zu entspannen und auf die inneren Organe abzustimmen. Der Neustart des Zyklus wird erleichtert.

Etwa 5. bis 8. Tag des Zyklus:

Die Gebärmutter entspannt sich und stabilisiert sich wieder auf dem Ausgangsniveau. Die fruchtbare Phase wird eingeleitet.

Die Asanas dieser Phase fördern die neuen Kräfte und helfen, das eigene Bedürfnis nach Aktivität und Kreativität in geeignete Bahnen zu lenken. In dieser Phase können Sie die Asanas 1 bis 8 und 11 weiterführen, zusätzlich tun jetzt vor allem Asana 9 und 10 gut. Falls Sie sich fit und kräftig fühlen oder die Phase der Blutung sehr kurz war, können Sie auch direkt zu den nächsten Asanas 12 bis 28 übergehen.

2. Phase – gewohntes Energieniveau

Etwa 8. bis etwa 22. Tag des Zyklus

Der innere Prozess dieser Phase verläuft relativ stabil. Die fruchtbare Phase endet um den 14. Tag.

Die gesamte zweite Phase des Zyklus eignet sich besonders gut zum Erlernen und Praktizieren aller Yoga-Übungen dieses Buches. Die Asanas stabilisieren, regulieren und unterstützen die natürlichen Prozesse. Sie verbessern die Körperwahrnehmung, das Körpergefühl und werden reaktionsfähiger auf ihre Signale und die innere Stimme. Die Haltungsmuskulatur wird gestärkt; die Beugemuskeln werden gelockert. Die Durchblutung von Beinen und Becken verbessert sich. Die Atmung wird freier, und das Atemvolumen erhöht sich. Die Organe werden mit Sauerstoff gut versorgt; der Stoffwechsel wird günstig beeinflusst und vieles andere mehr. Die Asanas wirken durch das Zeitfenster dieser Phase auf den gesamten Zyklus.

3. Phase – Abschluss und Umstellung

Der 22. bis 28. Tag des Zyklus

Veränderungen machen sich bemerkbar. Die innere Ansammlung erreicht ihren Höhepunkt; das Ausscheiden und Entleeren – die Menstruationsblutung – wird vorbereitet. Die Konzentration auf innere Vorgänge erhöht sich und löst mehr oder weniger deutliche Veränderungen in der allgemeinen Stimmungslage und im Wohlbefinden aus. Sie können alle Yoga-Übungen weiter praktizieren. Möglicherweise ist es jetzt auch sinnvoll, mit Hilfe von zügigen Bewegungen etwas »Wind« in diese Phase zu bringen. Dies ist besonders für Frauen zu empfehlen, bei denen der Beginn des Entleerens (1. Phase) ein wenig leichter vor sich gehen könnte und daher Unterstützung braucht.

Bevor Sie mit den Asanas beginnen

Die in den folgenden Kapiteln detailliert beschriebenen Asanas werden Ihnen vom ersten Tag an helfen, Menstruationsbeschwerden abzubauen, den Zyklus auszugleichen und Ihr allgemeines Wohlbefinden zu fördern. Drei Aspekte spielen bei der Ausführung eine wichtige Rolle:

- ✦ Erstens Sie selbst, die verschiedenen Bereiche Ihres Körpers und die damit zusammenhängenden inneren Prozesse, Empfindungen, vitalen Regungen, Ideen und Auffassungen, die Sie in der Gegenwart, im Hier und Jetzt, wahrnehmen. Lassen Sie sich beim Üben von Ihrem Interesse an einem guten Umgang mit sich selbst und am Angenehmen leiten. Vermeiden Sie Schmerz. Lernen Sie, Ihre augenblickliche Verfassung genau zu beurteilen und Ihre Energie sinnvoll einzusetzen. Schenken Sie beim Beobachten vor allem der Leistengegend viel Aufmerksamkeit. Sie spielt bei der Harmonisierung und Stärkung von Unterleib und Zyklus eine zentrale Rolle (weitere Informationen hierzu ab Seite 112).
- ✦ Zweitens die äußere Umgebung, das heißt der ruhige Raum, in dem Sie üben, sowie die Decken, das stützende Polster, die Qualität des Lichts, der feste Fußboden, die frische Luft und andere Details (zur Ausrüstung siehe ab Seite 20).
- ✦ Drittens die Zeit, das heißt die Zeit vor dem Üben, der Zeitpunkt des Beginns, die Dauer und der Zeitpunkt des Abschlusses der Asanas sowie die Zeit danach.

Eine Muße- und Wohlfühlzeit, die für das Ausführen der Asanas am besten geeignet ist, liegt etwa drei Stunden nach einer großen oder eine Stunde nach einer kleinen Mahlzeit. Sie verspüren also weder Hunger noch Durst; Sie waren bei Bedarf auf der Toilette, und auch andere Bedürfnisse sind nicht drängend. Ideal zum Üben ist auch die Zeit gleich nach dem Aufstehen (trinken Sie nur eine Tasse körperwarmes Wasser, bevor Sie mit den Asanas beginnen). Die Dauer der einzelnen Asanas ist ebenfalls von Bedeutung. Bei jedem Asana wird dazu im Text eine Angabe gemacht. Doch sollten Sie in erster Linie auf Ihre eigenen Empfindungen reagieren und die Asanas eventuell etwas kürzer oder länger ausführen. Das heißt: Wenn Ihnen etwas unangenehm wird, wenn Schmerzen einsetzen, ist das natürliche Ende erreicht oder schon überschritten. Wenn Ihnen das Üben angenehm ist, können Sie etwas länger in der Übung verweilen oder mit Genuss zum nächsten Asana übergehen. Gönnen Sie sich nach dem Praktizieren der Asanas noch 20 Minuten Muße, oder beginnen Sie mit einer leichten, nicht anstrengenden Tätigkeit, die etwa eine Stunde dauern kann. Die positiven Veränderungen werden sich dadurch stabilisieren, und Sie können sie besser in den Alltag mitnehmen.

Die besten Ergebnisse erzielen Sie, wenn Sie das gesamte vorgestellte Programm kontinuierlich praktizieren und Spaß daran haben. Gleichzeitig gilt: Praktizieren Sie lieber ein einziges Asana mit Qualität, als zehn mühsam durchzuziehen. Wenn Sie mehr als ein Asana verwenden, sollten Sie die in den Kapiteln angegebene Reihenfolge einhalten.

Als Anfängerin finden Sie bei der Beschreibung jeder einzelnen Übung unter der Rubrik »So geht das Asana« alle notwendigen Hinweise. Wenn Sie sich mit den Asanas vertraut gemacht haben oder wenn Sie als Fortgeschrittene beginnen, können Sie mithilfe der Rubriken »Weitere Anregungen« und »Gedankliche Ausrichtung, innere Haltung« das Üben vertiefen. Zu allen Asanas sind »Varianten zur Erleichterung« angegeben.

Ausrüstung, die das Üben erleichtert

Allgemein

✦ Eine spezielle (blaue) Yoga-Matte als Unterlage zum Sitzen, Stehen und Liegen. Sie ist maschinenwaschbar, rutschfest und isoliert, sodass Sie warm bleiben.

✦ Feste Baumwolldecken.

Für manche Asanas

✦ Zwei Yoga-Gürtel, die jeweils aus festem, etwa 3 cm breitem Baumwollband bestehen. Ein Gürtel ist 1,60 bis 2,50 m lang und, was besonders wichtig ist, stufenlos mit einer Schnalle verstellbar (Bezugsadresse auf Seite 210).

✦ Eine Polsterrolle von etwa 65 cm Länge und etwa 25 cm Durchmesser für viele Asanas im Liegen. Falls Sie keine im Haushalt haben oder zu kaufen finden, können Sie eine Rolle selbst anfertigen (siehe Anleitung auf Seite 209). Alternativ falten Sie mehrere feste Decken und legen sie aufeinander, sodass eine Rolle mit den genannten Maßen entsteht.

- Ein Stützklotz (Größe: 25 x 8 x12cm) aus Holz, Kork oder Plastik. Alternativ ist ein kleiner Schemel geeignet.
- Ein Stuhl mit einer einigermaßen geraden Sitzfläche als Hilfe zum Abstützen.
- Ein Augensäckchen oder eine Schlafbrille, wie sie für Fernflüge verwendet wird, oder eine breite, dünne Binde zum Abdecken der Augen.
- Eventuell eine Uhr, die Sie in Sichtweite hinlegen oder aufstellen.

Die Asanas während der Phase des Neubeginns

1. bis etwa 8. Tag des Zyklus

Alle Asanas für die erste Zyklusphase legen den Schwerpunkt auf Regeneration und Ruhe. Diese Asanas sind relativ einfach durchzuführen. Sie fördern entspannende Bewegungen im Rahmen von Ausscheidungsvorgängen, zu denen die Menstruationsblutung gehört.

Das Ausscheiden und Entleeren wird über die Entspannung der Organe im unteren Bauchraum, der Leistengegend und der Innenseiten der Oberschenkel angeregt. Das Reduzieren von Anspannung und Anstrengung löst wohltuende Selbstorganisationsprozesse des Körpers aus, die sich für bestimmte befreiende Aktionen bündeln.

An den ersten drei Asanas lässt sich das Ausweiten dieser inneren Entspannungsbewegungen gut aufzeigen. Beim »Sitzen im weiten Winkel« (Asana 1) wird sanft mit dem Entspannen begonnen. Sie spreizen und öffnen die Beine. Beginnend von den unteren Beckenorganen über die Leistengegend breiten Sie die Innenseiten der Beine weich aus. Es entsteht ein innerer und äußerer Ort, an dem Sie bequem sitzen und entspannen können.

In Asana 2 breiten Sie die Innenseite der Beine inklusive Schoß und Leistengegend weiter aus. Sie öffnen sich für die Entspannung, gleichzeitig schließen Sie den Kreis mit den Füßen, was Ruhe und Geborgenheit erzeugt. Asana 3 zielt darauf ab, den unteren Bauchraum noch aktiver einzubeziehen. Das Ausbreiten und das Entspannen ergänzen sich in harmonischer Weise und erzeugen eine stabile Basis.

Sie haben verschiedene Möglichkeiten vorzugehen:

- ✦ Wenn Sie nur Ruhe brauchen, ist »Entspannt liegen und belebt werden« (Asana 11) ideal. Asana 11 ist außerdem der ideale Abschluss jeder Übungsfolge.
- ✦ Oder: Asana 1 praktizieren (oder Asana 1 und 2) und anschließend liegen (Asana 11).
- ✦ Oder: Asana 3 und 4 praktizieren (oder nur 3 oder nur 4) und liegen (Asana 11).
- ✦ Oder: Asana 1 bis 4 üben und dann liegen (Asana 11).
- ✦ Oder: Sitzen in Asana 7 und 8 und liegen (Asana 11).
- ✦ Oder: Alle Übungen ab Asana 3 machen.
- ✦ Oder: Die Asanas 1 bis 8 hintereinander ausführen und mit Asana 11 abschließen.
- ✦ Vom fünften bis zum achten Tag des Zyklus sind die Asanas 9 und 10 besonders empfehlenswert. Entweder praktizieren Sie nur diese beiden und als Abschluss Asana 11, oder Sie führen alle Asanas 1 bis 11 durch.

Asana 1
Sitzen im weiten Winkel

Grundidee und wohltuende Effekte

**Sitzen im weiten Winkel
und das Mondartige stärken.**

Erleichtert den Blutfluss im Becken, Uterus und Darm, aktiviert Ausscheidungsvorgänge. Trägt dazu bei, dass sich die Menstruation reguliert. Entspannt und tonisiert Beine und Brustkorb. Asana 1 und 2 sind zwei ganz wichtige Asanas für Frauen, sie sind auch ideal während der Schwangerschaft und können ab drei Wochen nach der Geburt praktiziert werden.

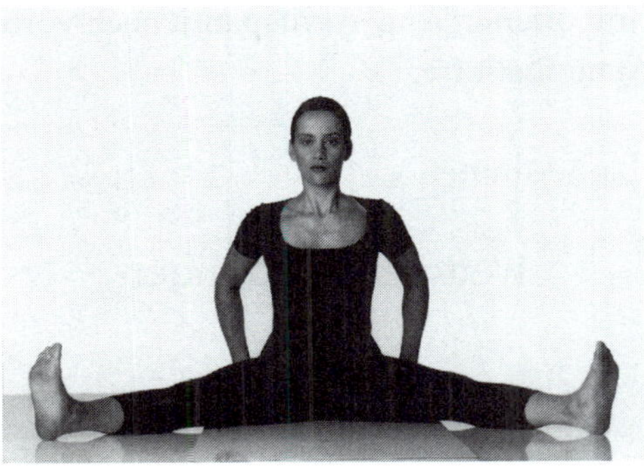

(*Upavishtha-kona-asana*: upa = in Richtung, ähnlich wie, nahe bei; vish = fließen, laufen, ausbreiten, wie Wasser fließt; vishtha = sitzend, ankommen, erreichen, würdevoll, gewichtig sitzen; kona = Winkel, Ecke)

So geht das Asana

- ✦ Sie sitzen gleichmäßig auf beiden Gesäßhälften bequem auf der Matte. Sie strecken die Beine aus und spreizen die gestreckten Beine lässig und mühelos auseinander. Sie geben die angewinkelten Arme seitlich nach hinten. Die Hände bilden ein Körbchen. Mit den Fingerkuppen berühren Sie den Boden.

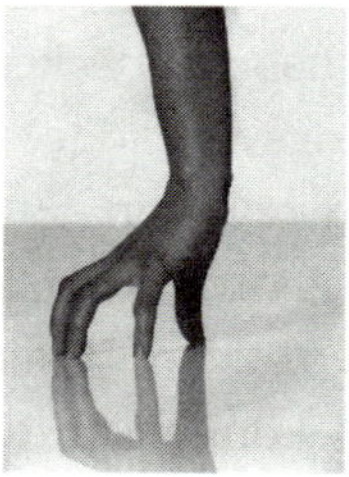

- ✦ Rumpf und Kopf sind entspannt und aufrecht. Sie blicken mit offenen Augen entspannt nach vorn.
- ✦ Der Atem fließt frei.

Dauer: 3 bis 5 Minuten.

Weitere Anregungen

Beine
- ✦ Prüfen Sie, ob die Fersen am Boden liegen, und richten Sie von den Fersen die Zehen gerade nach oben.
- ✦ Verbessern Sie, wenn nötig, die Stellung durch eine leichte Drehung beginnend von der Außenseite am Anfang der Oberschenkel.

- Entspannen Sie die am Boden liegende Hinterseite der Beine mehr und mehr. Das Gewicht senkt die Beine zum Boden; Muskeln und Haut der Hinterseite breiten sich entspannt aus. Die Vorderseite des Oberschenkels bleibt aktiv. Lenken Sie die Aufmerksamkeit auf die Außenseite der Oberschenkel und die Kleinzehenkante. Setzen Sie eine zarte Dauerstreckbewegung in Gang. Gelingt dies, so wird es noch leichter, die Innenseite der Oberschenkel und die Leistengegend zu entspannen.

Arme

- Die Fingerkuppen berühren den Boden nur leicht (Variante: die Handflächen). Sobald Sie die Berührung von Fingerkuppen und Boden spüren, setzen Sie eine Streckbewegung des Arms von den Fingerkuppen Richtung Ellbogen bis zum Anfang des Trizeps (Armstreckmuskel) in Gang.

Rumpf

- Achten Sie auf eine möglichst senkrechte Linie von der linken »Hosentaschen«-Gegend (= Außenseite Becken) hinauf zur Brustkorbseite der linken Achselhöhle. Das Gleiche gilt für die rechte Seite. (Dies ist eine geeignetere Vorstellung als »gerade sitzen«, da der Rücken durch den Gedanken »gerade sitzen« unnötig stark aktiviert wird und sich verkrampft.) Die Muskeln der Rumpfseiten sollen die Arbeit des Aufrichtens leisten.

- Erlauben Sie den linken unteren Rippen, sich entspannt seitlich nach links zu bewegen. Das Gleiche gilt rechts. Prüfen Sie, ob beide Entspannungsbewegungen gleichartig sind.
- Schieben Sie die Schultern nach hinten hinunter; sie ruhen entspannt auf dem Rumpf. Wenn es gut klappt, lösen Sie dadurch im Brustkorb eine leichte Aufwärtsbewegung aus.

Gedankliche Ausrichtung, innere Haltung

- Unterbauch, Beckenboden und Leistengegend sollen sich beim Sitzen angenehm und möglichst entspannt anfühlen. Berühren Sie mit Ihrer Aufmerksamkeit diese Körperzonen ganz leicht, und lassen Sie sich von ihnen berühren.
- Lenken Sie die Aufmerksamkeit zur linken Leistengegend. Fühlen Sie sich dort ein. Erlauben Sie, dass sich diese Leistengegend nun mehr entspannt. Berühren Sie dann in Gedanken das linke Bein von der Innenseite des linken Oberschenkels bis zur inneren linken Ferse mit der Vorstellung, diese Körperregion zu entspannen. Entspannen Sie gleichzeitig den linken inneren Beckenraum. Gehen Sie genauso auf der rechten Seite vor.
- Die Augen sind geöffnet. Richten Sie den Blick entspannt und weich nach vorn, als ob Sie ein Gegenüber anschauen würden (ohne einen Punkt zu fixieren). Blicken Sie, wie von der Hinterseite der Augen beginnend, zusätzlich nach innen. Steigern Sie so die Kör-

perwahrnehmung, ähnlich wie Sie mit geschlossenen Augen hineinspüren würden. Ihr Körper und Ihre Aufmerksamkeit bleiben während der ganzen Übung in entspannter Dauerbewegung.

- ✦ Folgen Sie der natürlichen Atmung. Erlauben Sie ihr jede Freiheit, und beobachten Sie. Hören Sie das entspannende Geräusch der Atmung.
- ✦ Beobachten Sie aufmerksam alle Körperreaktionen und Ihr Körpergefühl. Konzentrieren Sie sich darauf, Veränderungen wahrzunehmen, oder ruhen Sie sich einfach nur aus. Ideen können entstehen oder auch nicht. Bleiben Sie achtsam, ohne viel zu tun. Die erwünschte Qualität der Aufmerksamkeit ist aufnehmend, angenehm, kühl, ernährend, mondartig.

Varianten zur Erleichterung

- ✦ Sitzen Sie etwas höher: Legen Sie dazu ein oder zwei gefaltete Decken unter das Gesäß. Wählen Sie diese Variante, wenn Sie die Beine von der Leistengegend aus nicht locker strecken können, sondern Verspannungen spüren oder sich anstrengen müssen. Anstrengung würde Verspannung erzeugen und die Aufmerksamkeit unnötig »erhitzen«.

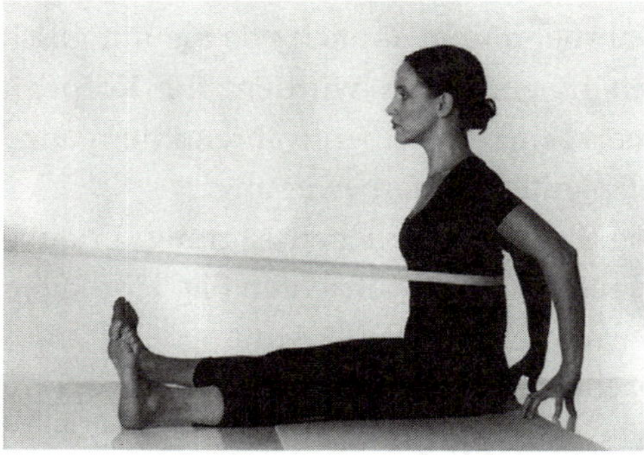

✦ Befestigen Sie einen Gürtel an einer Stange, einem Heizkörper oder etwas anderem in Höhe des Brustkorbs. Setzen Sie sich mit gespreizten Beinen gegenüber. Legen Sie den Gürtel um den Rücken etwas unterhalb der Gegend, an der ein Bikinioberteil aufliegen würde (hintere Rippen, hinterer Boden des Brustkorbs). Richten Sie Gürtel und Brustkorb so ein, dass sich der Brustkorb senkrecht über dem Becken befindet. Stützen Sie den oberen Rücken mit dem Gürtel. Dies hilft, die Körperseiten und den Brustkorb ohne Anstrengung zu halten wie auch, die kühlende und erfrischende Wirkung zu erreichen. Es erleichtert auch die Entspannung der unteren Bauchorgane und der Beine.

Asana 2
Mit weich zusammengefalteten Beinen sitzen

Grundidee und wohltuende Effekte

Sich weich berührender Winkel.
Sich in seiner schönen Ecke, dem Becken, bequem einrichten.

Erleichtert die Arbeit der Bauchorgane und erhöht die regulierende, kühlende Wirkung im Bauchraum. Fördert die Entspannung in den Beinen. Bringt Ruhe und Erholung. Ideal auch während der Schwangerschaft; kann ab der dritten Woche nach der Geburt praktiziert werden.

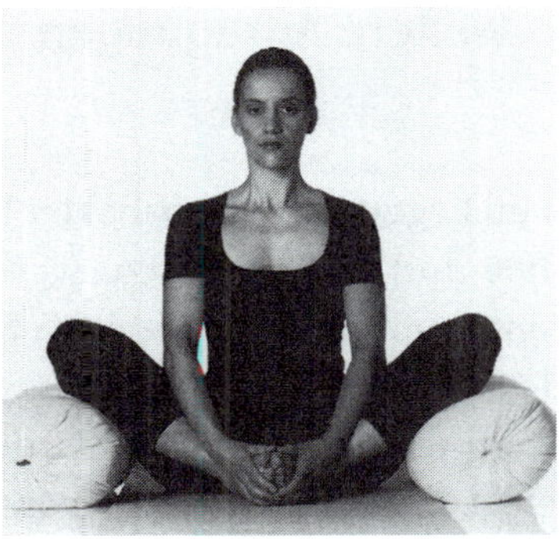

(*Baddha-kona-asana:* baddha = weich, zusammengefaltet, geschlossen, sich berührend; kona = Winkel, Ecke)

So geht das Asana

- ✦ Sie sitzen gleichmäßig auf beiden Gesäßhälften. Sie winkeln die Beine an und legen die Fersen in der Nähe der Leistengegend zum Boden. Die Fußsohlen berühren sich. Sie stützen die Beine mit je einer gerollten Decke unter den Knien und umfassen die Füße mit den Händen.
- ✦ Sie halten den Brustkorb und die Achselhöhlen senkrecht über dem Becken und ruhen gleichmäßig auf beiden Sitzhöckern.
- ✦ Mit geöffneten Augen blicken Sie entspannt nach vorn. Der Atem fließt frei.

Dauer: 3 bis 5 Minuten.

Weitere Anregungen

Füße

- ✦ Der linke Fuß liegt entspannt nahe der linken Leistengegend, ohne dort hingepresst zu werden. Der rechte Fuß ist entspannt nahe der rechten Leistengegend. Linke und rechte Fußsohle und Ferse berühren sich weich; sie sind wie zum indischen Gruß Namaste zusammengelegt. Gehen Sie langsam vor, tasten Sie sich vor. Es geht darum, entspannt zu sein und sich nicht zu überfordern. Nehmen Sie die Füße nur so nahe heran, wie es noch locker möglich ist.

Beine

- ✦ Die Knie bleiben an einem geeigneten Platz in der Luft. Legen Sie in den ersten Monaten gerollte Decken unter die Knie. Sie können später, wenn Sie das Asana gelernt haben, auf die Decken verzichten. (Drücken Sie die Knie nicht zum Boden.)
- ✦ Die Hinterseiten der Oberschenkel und Waden berühren sich; sie liegen entspannt aneinander (nicht zusammenklemmen oder pressen). Es entsteht Resonanz und Form, wie bei sich berührenden Händen. Die Vorderseiten der Oberschenkel behalten ihren Tonus.
- ✦ Die Außenseiten der Beine sind aktiv; sie tun die Arbeit. Die Innenseiten der Beine breiten sich entspannt aus. Dieser Vorgang des Ausbreitens ist durch die Stellung der Beine intensiver als in Asana 1. Achten Sie auf die exakte Ausführung: Entspannen und expandieren Sie erst von der entspannten linken Leistengegend zur Innenseite des linken Knies, dann von der entspannten rechten Leistengegend zur Innenseite des rechten Knies. Prüfen Sie anschließend, ob beide Seiten sich gleichartig entspannen. Führen Sie die Entspannung dann weiter zu den inneren Fersen.
- ✦ Prüfen Sie die Qualität des Kontakts von Beinen, Leistengegenden und Bauchraum. Ihr Ziel ist, dass die entspannt ausgebreiteten Beine es den Organen des unteren Bauchraums ermöglichen, ungestört ihrer Tätigkeit nachzugehen – es sind die Beine, die im Dienst des Bauchraums stehen, nicht umgekehrt.

Hände und Arme

- ✦ Umfassen Sie die Füße in Höhe der Fußballen entspannt mit den Händen. Die Arme sind dabei etwas angewinkelt. Prüfen Sie, ob Sie beide Hände und Arme gleichartig einsetzen und sie dadurch mithelfen lassen, den Bauchraum zu entspannen.
- ✦ Berühren Sie mit der linken Hand den linken Fuß und mit der rechten Hand den rechten Fuß. Halten Sie beide Seiten gleichmäßig.

Rumpf

- ✦ Achten Sie auf eine möglichst senkrechte Linie von der linken »Hosentaschen«-Gegend hinauf zur linken Achselhöhle. Das Gleiche gilt für die rechte Seite. Heben Sie dadurch vom Boden des Brustkorbs den Brustkorb links und rechts gleichmäßig ein wenig. (Dies ist eine geeignetere Vorstellung als »gerade sitzen«, da der Rücken durch den Gedanken »gerade sitzen« unnötig stark aktiviert wird und sich verkrampft.)
- ✦ Erlauben Sie der linken Seite, den linken unteren Rippen, sich zu entspannen und sich nach links zu bewegen. Entsprechendes gilt für die rechte Seite. Wenn es Ihnen gelingt, frei zu atmen, bewegen sich die unteren Rippen frei und entspannt mit der Atmung. Diese Bewegung ist hauptsächlich seitlich.
- ✦ Schieben Sie die Schulternblätter leicht den Rücken hinunter, bis diese die hinteren Rippen berühren. Die Schultern ruhen entspannt auf dem Brustkorb, der, wenn es gut gelingt, sich etwas Richtung Schultern

hebt, wodurch die Schulterblätter sich wieder mehr mit dem Rücken/hinteren Brustkorb verknüpfen.

Gedankliche Ausrichtung, innere Haltung

- Sie fühlen sich in die Organe im Bauchraum ein. Gehen Sie achtsam, aufnehmend, mondartig vor. Sie beobachten, dass Sie frei und natürlich atmen. Sie sitzen mit entspanntem Körper und aufnehmender, einfühlsamer Aufmerksamkeit.
- Blicken Sie mit entspannten Augen nach vorn in die Ferne. Entspannen Sie das Gesicht und den Kopf. Lenken Sie die Aufmerksamkeit zu den Leisten, den geöffneten Innenseiten der Beine und den Bauchorganen.
- Die Füße berühren sich, sind verbunden. Entdecken Sie, wie der Kreis zwischen Becken, Knien und Füßen sich schließt. Manche denken dabei an eine Schale. Andere empfinden sich als fest verwurzelt. Erlauben Sie, dass sich die Aufmerksamkeit von dort in den ganzen Körper ausbreitet. Die Beine begrüßen die Aktivität im Bauchraum.

Varianten zur Erleichterung

- Setzen Sie sich höher (etwa 3 bis 10 cm). Legen Sie dafür ein oder zwei gefaltete Decken unter das Gesäß, bis der Beckenboden und der Bauch frei sind und nicht zusammengedrückt werden.
- Die Hände können Sie als Zwischenstadium auch hinten seitlich am Becken auf den Decken platzieren;

die Arme sind dabei etwas angewinkelt. Die Decken nur mit den Fingerkuppen berühren, oder, wenn dies schwerfällt, die Handfläche auflegen.

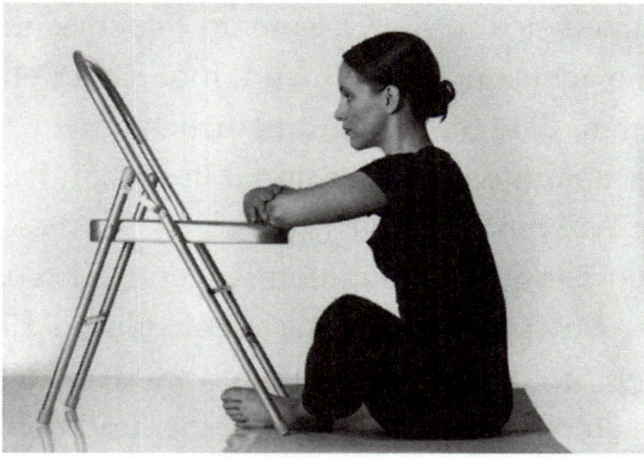

✦ Sie können den Rumpf auch mit Hilfe der Wand, eines Stuhls oder Gürtels unterstützen. Falls Sie einen Stuhl benutzen, legen Sie die Unterarme auf die Sitzfläche des Stuhls. Dadurch wird der Auftrieb im Brustkorb leichter möglich sein. Mit den Armen können Sie etwas gegen die Sitzfläche des Stuhls schieben.

Asana 3
Wohlig liegen, ohne einzuschlafen

Grundidee und wohltuende Effekte

Wohlig liegen, ohne einzuschlafen.
Glück bringend liegen.

Steigert die Entspannung und das reibungslose Funktionieren der unteren Bauchorgane. Beruhigt die Beine. Streckt die Wirbelsäule vom Becken bis zum Kopf. Hilft, den Kopf und das Gehirn zu kühlen und zu regenerieren. Erhöht die Zirkulation im Brustkorb.

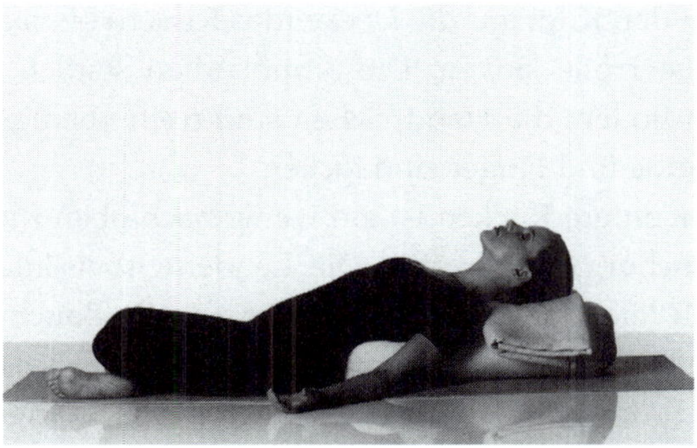

(*Supta-swastik-asana*: supta = sich niederlegen zum Schlafen, ohne eingeschlafen zu sein; swastik = Glück bringend, wohltuend, gekreuzt)

So geht das Asana

- Sie legen auf der Matte eine Polsterrolle (oder mehrere zusammengefaltete Decken) für den oberen Rücken und auf dieser Polsterrolle eine gefaltete Decke oder ein kleines Kissen für den Kopf bereit. Die Polsterrolle befindet sich längs zum Körper, sodass sich später der Rücken darauf schmiegen kann.
- Sie setzen sich eine Handbreit vor die Polsterrolle. Die Beine werden angewinkelt und gekreuzt. Sie schieben die Fersen weit unter die Oberschenkel. Die Unterschenkel liegen dann aneinander und berühren sich kompakt (nicht zu schwach, aber auch nicht gepresst).
- Sie legen sich nach hinten auf die Polsterrolle und lassen den Kopf auf die Decke (das Kissen) oben auf der Polsterrolle sinken. Die Arme ruhen seitlich schräg am Boden; die Handflächen sind nach oben gedreht. Hände und Finger sind locker.
- Der untere Rücken ist ein wenig nach oben Richtung Bauchorgane gewölbt. Die Lendenwirbelsäule lehnt sich leicht an die Bauchorgane an, die Bauchorgane lehnen sich entspannt an die Lendenwirbelsäule. Gelingt das gut, kommt es zu einer wechselseitigen Anregung.
- Sie schließen die Augen. Sie denken und fühlen sich insbesondere in die Bauchorgane ein. Sie erlauben den Lungen, sich frei auszubreiten und sich entspannt und frei beim Einatmen und Ausatmen zu bewegen.

- Sie beenden das Asana, indem Sie die Beine anziehen und sich dann zur Seite drehen.

Dauer: 5 Minuten.

Weitere Anregungen

Rumpf

- Der obere Rücken/ganze hintere Brustkorb ruht auf der Polsterrolle. Die unteren Rippen können sich zur Seite entspannen. Das Becken liegt etwas tiefer am Boden als der Brustkorb. Die Organe des Bauchraums können sich in Richtung Beckenboden und Wirbelsäule entspannen. Die Lendenwirbelsäule weist eine leichte, natürliche Wölbung nach oben Richtung Bauchorgane auf. Die Wirbelsäule kann sich in den Rumpf hineinbewegen und dort ruhen.
- Schieben Sie zu Beginn die Schulterblätter den Rücken hinunter, bleiben Sie dann entspannt liegen. Die Haut auf der Vorderseite des Brustkorbs wird zart gedehnt und breitet sich aus.

Kopf

- Unter dem Hinterkopf liegt eine 3 bis 5 cm dicke Decke (oder ein Kissen). Bleiben Sie im Hals vorn und hinten locker. Das Gewicht des Kopfes ruht am Hinterkopf, das Gesicht liegt waagerecht. (Nicht das Kinn zum Brustkorb ziehen, nicht den Nacken dehnen.)

- ✦ So schließen Sie die Augen: Sie bewegen die Oberlider zu den Unterlidern, bis beide sich zart berühren und aneinanderliegen. Entspannen Sie das Gesicht, die Wangen, die Nase, die Lippen, die Zunge und die Kehle. Tragen Sie eine Brille, so nehmen Sie diese vorher ab.

Gedankliche Ausrichtung, innere Haltung

- ✦ Versuchen Sie, die Organe im unteren Bauchraum zu entspannen. Die Entspannungsbewegung geht sowohl in Richtung Beckenboden als auch in Richtung Wirbelsäule. Die Wirbelsäule entlastet sich Richtung Bauchorgane. Anfänglich sind dies nur mentale Bilder und Vorstellungen, dann wird die Entspannung körperlich spürbar; später kann beides gleichzeitig eintreten und sich wechselseitig anregen.
- ✦ Erlauben Sie sich, frei zu atmen, besonders im Bereich der unteren freien Rippen und Lungenflügel. Die Lage ermöglicht es der Atmung auch, sich von unten vorn nach unten hinten zu verlagern. Seien Sie mondartig aufmerksam.
- ✦ Liegen Sie in dieser Haltung etwa 5 Minuten. Wechseln Sie in der Hälfte der Zeit die Beine oder einfacher: Verschränken Sie am nächsten Tag die Beine andersherum.

Varianten zur Erleichterung

- ✦ Bedecken Sie die Augen mit einer Schlafbrille, einer elastischen Binde oder einem Augensäckchen. Dies vertieft die Entspannung der Augen und des Gehirns. Die mondartigen Qualitäten wie Beruhigen, Kühlen, Befeuchten/Fließen und Regenerieren werden gefördert.
- ✦ Binden Sie einen Gürtel um die beiden Enden der Oberschenkel nahe den Knien, um den Oberschenkeln Halt zu geben.

Asana 4
Mit weich zusammengefalteten Beinen liegen

Grundidee und wohltuende Effekte

Sich weich berührender Winkel.
Mit weich zusammengefalteten Beinen liegen.

Hilft, sich im Liegen gut zu entspannen und sich zu regenerieren. Die natürlichen Funktionen der Organe des unteren Bauchraums werden angeregt und unterstützt. Die Muskeln können sich ausruhen, da die Beine mithilfe von Gürteln zusammengehalten werden.

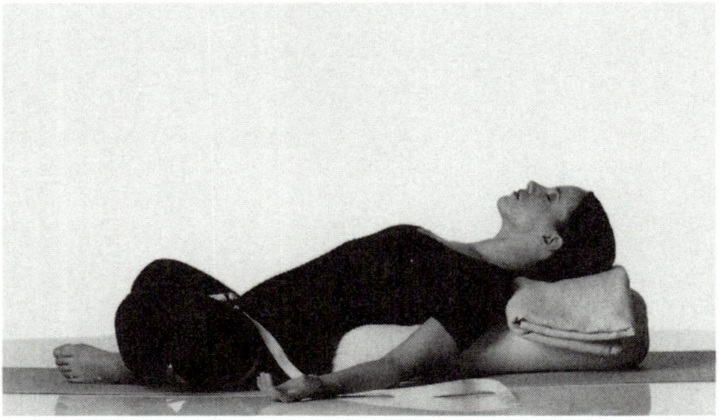

(*Supta-baddha-kona-asana*: supta = sich niederlegen zum Schlafen, ohne eingeschlafen zu sein; baddha kona = weich zusammengefalteter, wohlgeformter, gebundener Winkel)

So geht das Asana

- Sie legen die Polsterrolle oder die gefalteten Decken bereit (wie Asana 3): die Polsterrolle längs zum Körper, eine gefaltete Decke (ein Kissen) für den Kopf am Ende der Rolle. Sie haben außerdem zwei Gürtel und zwei gerollte Decken griffbereit.
- Sie setzen sich eine Handbreit vor die Polsterrolle und winkeln die Beine an. Die Füße berühren sich zum Gruß (wie Asana 2).

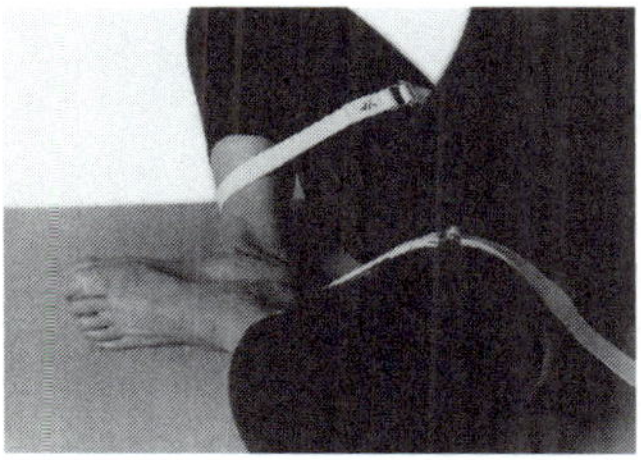

- Sie umschlingen den linken Ober-und Unterschenkel nahe am Becken und am Fußgelenk mit einem Gürtel. Sie befestigen den anderen Gürtel genauso um das rechte Bein. Das Gürtelende liegt jeweils in Richtung Arme. Sie ziehen beide Gürtel fest an, bis die Beine sich zusammengebunden anfühlen; die Gürtel sollen die Beine nicht zu lose und nicht zu stramm zusammenhalten.
- Sie legen die beiden gerollten Decken unter die Oberschenkel und lassen sich dann auf die Polsterrolle zurücksinken, bis der Kopf auf der gefalteten Decke ruht.

- ✦ Sie prüfen den guten Sitz der beiden gerollten Decken, die Ihre Oberschenkel stützen sollen. Sie prüfen auch, ob die beiden Gürtel straff gezogen sind.
- ✦ Die Arme liegen seitlich schräg auf dem Boden; die Handflächen zeigen nach oben. Hände und Finger sind locker.
- ✦ Sie ruhen nun mit geschlossenen Augen. Die Atmung fließt frei.
- ✦ Sie beenden das Asana, indem Sie, ohne den Kopf zu heben, beide Gürtel lösen, sich zur Seite drehen und dann über die Seite hochkommen.

Dauer: 5 Minuten.

Weitere Anregungen

- ✦ Nur der obere Rücken liegt auf der Polsterrolle. Erlauben Sie den unteren Rippen, sich frei zu bewegen und sich zur Seite hin zu entspannen. Das Becken ruht auf dem Boden.
- ✦ Es ist nicht nötig, dass die Knie zum Boden kommen. Wenn es in der Innenseite der Beine oder im Bauchraum zieht, können Sie eine dickere Deckenrolle seitlich unter die Knie schieben, sodass die Beine höher liegen. Die gefalteten Beine sollten locker seitlich auf den Decken ruhen. Verzichten Sie erst nach Monaten, wenn Sie das Asana gut können, auf die Decken.
- ✦ Die Leistengegend, die Innenseite der Oberschenkel und der Bauchraum sind entspannt. Die Ober- und

Unterschenkel berühren sich angenehm kompakt. Durch diese spezielle Lage entsteht – sofort oder im Verlauf einiger Wochen kontinuierlicher Übung – eine entspannende Wechselbeziehung zwischen Beinen und unteren Bauchorganen; es sind die Beine, die im Dienst des Bauchraums stehen.

✦ Die unteren Bauchorgane entspannen sich in Richtung Beckenboden. Die Bauchorgane rund um die Nabelgegend entspannen sich zur Wirbelsäule und zu den Seiten. Die untere Wirbelsäule entspannt sich in Richtung Bauchorgane. Mit viel Erfahrung wird es sogar möglich, die Innenseite der unteren Wirbelsäule zu spüren und die Berührung von Wirbelsäule und Bauchorganen bewusst wahrzunehmen.

Gedankliche Ausrichtung, innere Haltung

✦ Sie beobachten die Vorgänge in Ihrem Körper mit entspannter Aufmerksamkeit.

✦ Erlauben Sie eine Entspannungsbewegung von den vorderen Außenseiten der Leiste die Leistenlinie entlang nach hinten innen; die Entspannung breitet sich aus, und der Eindruck von Richtung entsteht.

✦ Versuchen Sie, etwa 5 Minuten so liegen zu bleiben. Doch überfordern Sie sich nicht. Es geht vielmehr um die Bewegung, die für Sie im Augenblick gut möglich ist, die zu Ihrem Körper passt und ihn in passender Weise stimuliert. Genießen Sie die Ruhelage, in der Sie sich »gebettet« fühlen und die, wie ein Flussbett, einen Bewegungsfluss ermöglicht.

Varianten zur Erleichterung

✦ Vielleicht ziehen Sie eine andere Möglichkeit vor, den Gürtel anzubringen: Verwenden Sie nur einen einzigen Gürtel. Legen Sie ihn um das Gesäß und das untere Kreuzbein, und schieben Sie ein Ende unter den Füßen durch. Schließen Sie den Gürtel, und ziehen Sie ihn dann fest. Achten Sie darauf, dass der Gürtel das Gesäß relativ tief berührt.

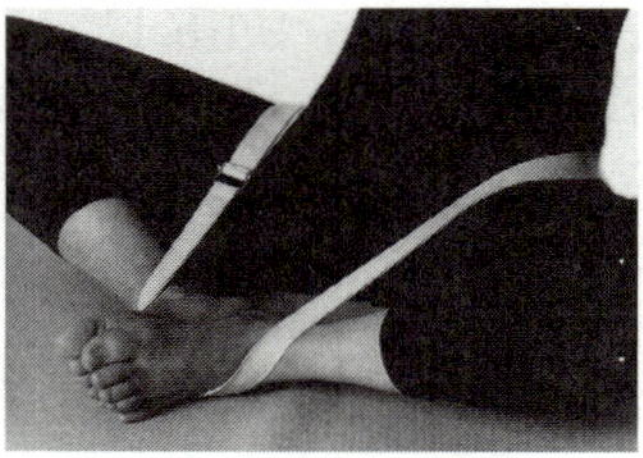

Asana 5
Wohlig liegen über den gekreuzten Beinen

Grundidee und wohltuende Effekte

Sich in angenehmer Weise, wohlig nach vorn liegend über den gekreuzten Beinen entspannen.

Dieses Asana entspannt die Leistengegend nach hinten. Die unteren Bauchorgane können sich wie in eine Höhle zurückziehen und entspannen.

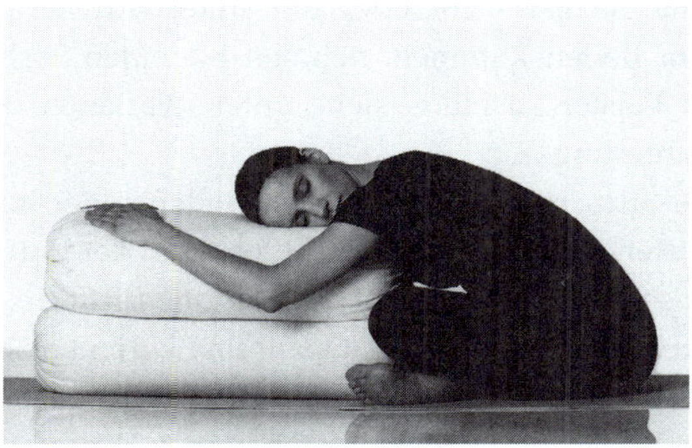

(*Swastik-asana:* swastik = Glück bringend, wohltuend, gekreuzt)

So geht das Asana

- ✦ Sie sitzen mit gekreuzten Beinen. Die Fersen sind weit unter die Oberschenkel geschoben. Der Abstand zwischen den Knien ist ungefähr hüftbreit. Die Unterschenkel berühren sich in der Mitte kompakt.
- ✦ Sie legen sich locker über die gekreuzten Beine nach vorn. Die Hüftgelenke ermöglichen die Bewegung. Brust-und Bauchraum bleiben entspannt. (Den Bauchraum nicht zusammenpressen.)
- ✦ Die Arme werden mit nach vorn genommen. Die Handflächen liegen schließlich über dem Kopf am Boden. Die angewinkelten Arme können am Boden liegen oder in der Luft bleiben.
- ✦ Falls Sie gar nicht oder nur unter Schwierigkeiten zum Boden kommen, nehmen Sie einen Stuhl oder ein Polster zu Hilfe (siehe unter »Varianten zur Erleichterung«).
- ✦ Die Stirn ruht schließlich am Boden (oder auf dem Polster), oder der Kopf bleibt locker in der Luft.
- ✦ Sie schließen die Augen. Die Atmung fließt frei.
- ✦ Nach 2 bis 3 Minuten Entspannung kommen Sie langsam hoch und überkreuzen die Beine umgekehrt. Legen Sie sich dann wieder nach vorn.

Dauer: 4 bis 6 Minuten.

Weitere Anregungen

- ✦ Legen Sie die Beine mit gekreuzten Unterschenkeln dicht aneinander, schieben Sie die Füße noch etwas mehr zur Seite, bis die Fußsohlen fast unter den Oberschenkeln wieder hervorschauen. Oberschenkel und Fußsohlen ergeben dann annähernd eine Linie. Die Waden berühren sich kompakt.
- ✦ Rollen Sie das Becken in den Hüftgelenken nach vorn. Schieben Sie die Sitzhöcker von den Oberschenkeln weg nach hinten. Behalten Sie den Abstand von den Darmbeinstacheln zu den vorderen unteren Rippen. Liegen Sie auf den gekreuzten Beinen.
- ✦ Öffnen Sie die Leistengegend, um dort eine Bewegung zu ermöglichen.

Gedankliche Ausrichtung, innere Haltung

- ✦ Wenn Sie das Gefühl haben, dass Sie in dieser Haltung »Stunden bleiben könnten«, machen Sie es richtig.
- ✦ Lenken Sie Ihre Aufmerksamkeit in die Leistengegend, und gehen Sie in Gedanken die Leiste von vorn nach hinten durch. Fühlen Sie sich sanft ein. Mit der Zeit wird die Beweglichkeit zunehmen.
- ✦ Sie umrahmen entspannt mit Beinen, Kopf und Armen den Bauchraum als Mittelpunkt. Der Bauchraum bildet eine Höhle, in der die inneren Organe frei und ungestört arbeiten können.

- ✦ Entspannen Sie gleichmäßig die Körperzonen, die den »Höhlenrand« bilden, damit sich eine geräumige Bauch-Höhle bilden kann.

Varianten zur Erleichterung

- ✦ Falls die Muskeln, die das Hüftgelenk umgeben, sich nicht genug entspannen, können Sie sich ein bis zwei gefaltete Decken unter das Gesäß schieben, um etwas höher zu sitzen. Legen Sie außerdem Kopf und Arme auf einem Polster ab.
- ✦ Setzen Sie sich mit gekreuzten Beinen vor einen Stuhl. Legen Sie die Stirn und die Arme auf die Sitzfläche des Stuhls.
- ✦ Falls dieses Asana Ihnen zu schwierig erscheint, können Sie es zunächst auslassen und es erst nach Monaten in Ihr Programm aufnehmen.

Asana 6
Die Mutige ruht

Grundidee und wohltuende Effekte

Die Mutige ruht in ihrer Höhle.
In Ruhe Tatkraft sammeln.

Schenkt den Beinen eine Ruhepause und verschafft damit dem Bauchraum und seinen Organen Erleichterung. Hilft, innere Kraft zu schöpfen, und eröffnet aus der Ruhelage die Möglichkeit zu neuer Aktivität.

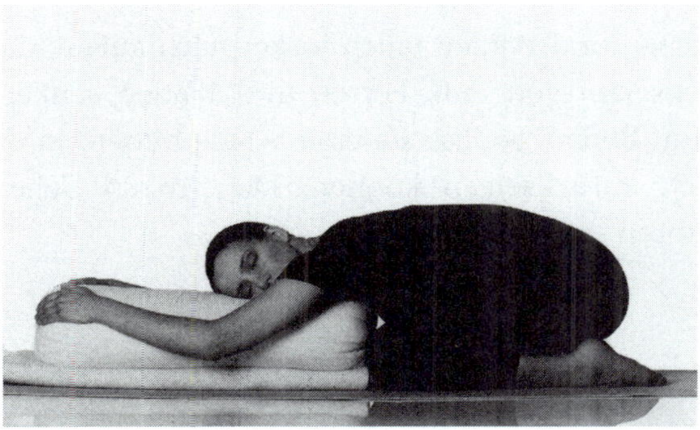

(*Vira-asana*: *vira* = Mensch/Menschheit, kraftvoll, tapfer, mutig; im Indischen eine Person, die es nicht immer leicht hat im Leben, die sich mit ihren Schwierigkeiten aktiv auseinandersetzt, die Lösungen sucht und findet.)

So geht das Asana

✦ Sie stützen sich auf Hände/Arme und Knie/Oberschenkel. Die Hände sind dabei schulterbreit aufgestützt, die Knie berühren sich und die Füße liegen beckenbreit auseinander.

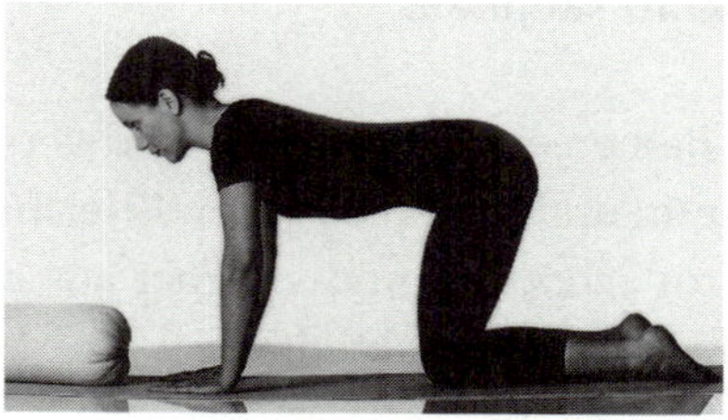

✦ Fersen und Waden fallen locker nach außen; die Außenseiten von Fuß, Fersen und Waden senken sich zum Boden, sodass sie eine Schale bilden, in die Sie sich zurücksetzen können. Die großen Zehen berühren sich fast.

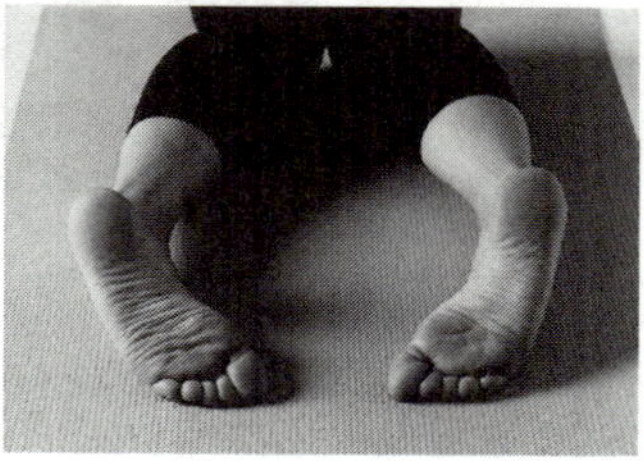

✦ Unter Beibehaltung der Ausrichtung des Oberschenkels bewegen Sie die Leistengegend und damit den Bauchraum nach hinten in Richtung Füße. Das Becken sinkt auf die Beine.
✦ Sie entspannen Fußsohlen und Waden. Sie bringen den Bauchraum und den vorderen Brustkorb in eine entspannende Position.
✦ Die Arme liegen parallel nach vorn locker ausgestreckt auf dem Boden.
✦ Sie legen die Stirn auf den Boden oder auf eine Decke. Es ist auch möglich, dass der Kopf locker in der Luft bleibt.
✦ Die Augen sind geschlossen. Erlauben Sie Ihrer Atmung, sich frei zu bewegen.
✦ Gehen Sie aus der Übung, wie Sie hineingekommen sind: Sie heben das Becken, bringen Gewicht auf die Arme usw. Dieses besonnene Vorgehen ist sehr wichtig, um eine ungünstige Belastung in den Knie- und Fußgelenken zu vermeiden. Falsch wäre, sich hastig und unkontrolliert auf die Unterschenkel zu setzen.

Dauer: 3 Minuten.

Weitere Anregungen

- ✦ Die flächigen Unterschenkel und Oberschenkel, Fußsohlen und Gesäßmuskeln falten sich ohne Druck weich zusammen.
- ✦ Die Kleinzehenkante, die Außenseite der Ferse, die Außenseite der Wade, der oberste Teil des Unterschenkelknochens und die Außenseite des Knies sind mit Gewicht belastet.
- ✦ Ermöglichen Sie es der Innenseite der Oberschenkel, von der Leistengegend ausgehend weich und entspannt zu bleiben.
- ✦ Stimmen Sie Brust- und Bauchraum aufeinander ab. Bleiben Sie mit dem Brustbein in der Luft, drücken Sie es nicht zum Boden.

Gedankliche Ausrichtung, innere Haltung

- ✦ Die Beine nehmen die Bauchhöhle in Empfang, wodurch die Organe des Bauchraums sich entspannen können.
- ✦ Der untere Bauchraum und seine Organe bilden zusammen mit der Außenseite der Beine die Basis bei diesem Asana.
- ✦ Belasten Sie die Beine erst mit dem ganzen Gewicht, wenn Sie ein deutliches Signal wahrnehmen, dass die Beine bereit sind, das Gewicht in Empfang zu nehmen.
- ✦ Die Bauchhöhle ist der Mittelpunkt, um den sich die anderen Körperzonen gruppieren. Es bildet sich eine Bauch-Höhle.

Varianten zur Erleichterung

- Falls Sie die Fußgelenke nicht gestreckt auf den Boden legen können, schieben Sie eine gerollte Decke unter das Ende der Unterschenkel.
- Falls am Anfang Ihre Schienbeine schmerzen, können Sie entweder eine weichere Unterlage verwenden oder sich auf Decken setzen. Die Unterschenkel müssen sich möglicherweise erst an das Gewicht gewöhnen; die Schmerzen sollten sich aber mit mehr Übungspraxis deutlich abschwächen. »Hören« Sie jedoch auf Ihre Beine, und setzen Sie sich unbedingt höher, statt unter Schmerzen in der Position zu bleiben.
- Legen Sie eine oder zwei Decken zwischen Unterschenkel und Oberschenkel hoch bis in die Kniekehle, bis die Beine die stabile, entspannte und schmerzfreie Basis bilden, um darauf zu sitzen.
- Legen Sie eine oder zwei zusammengefaltete Decken längs unter das Becken. Wenn die Beine nur mit Druck zusammengefaltet werden können, verwenden Sie so viele Decken, bis es leicht geht.
- Legen Sie sich mit Brustkorb und Armen auf das Polster.
- Sitzen Sie auf dem Polster, die Stirn liegt auf einer Decke.

Asana 7
Ruhiger Kopf und ruhiges Knie

Grundidee und wohltuende Effekte

Der Kopf und das Knie finden ihren Ort der Ruhe und Stille.

Massiert die Bauchorgane. Bauchorgane und Leiste werden jeweils auf einer Seite etwas mehr entspannt als auf der anderen; dieser leichte Unterschied bewirkt eine gute Stimulierung. Sorgt für guten Halt und richtige Lage der Gebärmutter. Hilft auch bei der Rückbildung ab drei Wochen nach der Geburt. Entspannt den Rücken.

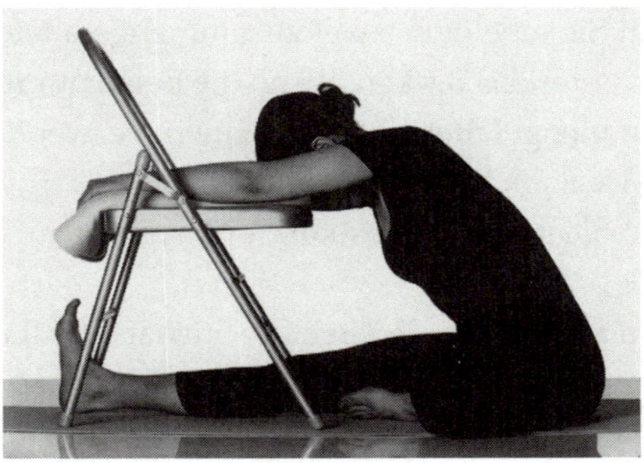

(*Janu-shirs-asana*: janu = Knie; shirs = oberer, vorderer Teil, auch der Kopf)

So geht das Asana

- Sie sitzen gleichmäßig auf beiden Gesäßhälften vor einem Stuhl, auf dessen Sitzfläche eine Decke liegt. Der Stuhl ist so platziert, dass Sie später die Stirn auf die Stuhlfläche legen können.
- Das rechte Bein wird unter dem Stuhl ausgestreckt.
- Sie winkeln das linke Bein entspannt seitlich an. Der linke Fuß befindet sich nahe der linken Leiste, ohne diese zu berühren. Das Knie darf in der Luft bleiben.
- Sie lassen den Kopf mit der Stirn auf der Sitzfläche des Stuhls ruhen.
- Sie schieben die Arme nach vorn auf die Stuhlfläche, wo sie entspannt liegen bleiben.
- Sie schließen die Augen. Der Atem fließt frei.
- Sie wechseln nach 2 bis 3 Minuten die Position der Beine, indem Sie Arme und Stirn vom Stuhl heben und das angewinkelte Bein langsam strecken. Stellen Sie den Stuhl über das linke Bein, um das Asana auf der anderen Seite zu üben.

Dauer: 4 bis 6 Minuten.

Weitere Anregungen

- ✦ Halten Sie das gestreckte rechte Bein mit geringem Aufwand gerade. Entspannen Sie Leistengegend und Beckenboden. Der Fuß des linken, angewinkelten Beins liegt locker am Boden (nicht gegen den Boden drücken).
- ✦ Die Leistengegend sollte die Tendenz haben, sich am Boden entlang nach hinten zu bewegen. Der lockere Oberschenkel und der Unterschenkel berühren sich kompakt und steigern wechselseitig die Entspannung.
- ✦ Entspannen Sie von der linken Leistengegend zur Innenseite des linken angewinkelten Knies.
- ✦ Im Rumpf sind Sie zwischen vorn und hinten, links und rechts entspannt ausbalanciert. Die seitlichen unteren Rippen können sich frei bewegen. Der Hals ist vorn und hinten entspannt. Die Wirbelsäule zwischen den Schultern ruht im Brustkorb.

Gedankliche Ausrichtung, innere Haltung

- ✦ Erlauben Sie Ihren Muskeln, sich zu entspannen. Sind Sie ehrgeizig und leistungsorientiert, so machen Sie diese Aufgabe zu Ihrem Ziel.
- ✦ Fühlen Sie sich ein, besonders in den rechten unteren Bauchraum und in die rechte Leistengegend. Entspannen Sie dort. (Entsprechendes gilt, wenn Sie auf der linken Seite üben.)

- Verbinden Sie innerlich die linke Fußsohle, die Innenseite des angewinkelten linken Beins und die Leistengegend sowie den Bauchraum miteinander.
- Stellen Sie sich vor, dass der Kopf mondartig ernährt wird.

Varianten zur Erleichterung

- Ohne Stuhl: Legen Sie ein oder zwei Polster auf das gerade Bein, sodass Sie die Stirn auf das Polster legen können. Die Arme legen Sie entweder ebenfalls auf das Polster, oder Sie halten den Fuß oder die Wade mit den Händen.

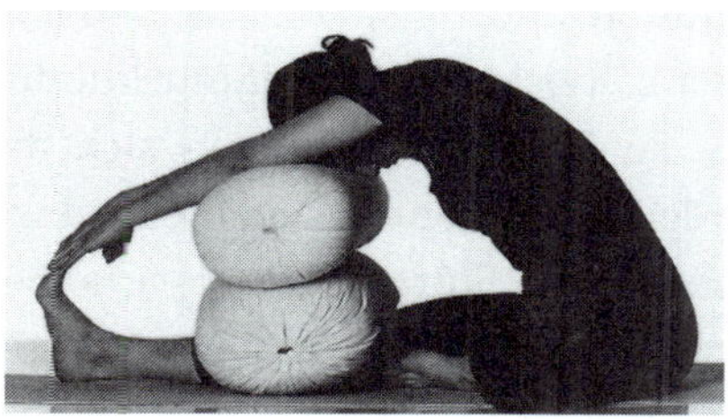

- Lassen Sie etwas Luft zwischen Ober- und Unterschenkel, wenn Sie dort oder in der Leistengegend Druck oder ein Ziehen spüren.
- Legen Sie eine gerollte Decke unter das Knie wie bei Asana 2, falls sich das angewinkelte Bein schwer entspannt.

Asana 8
Sitzen im weiten Winkel mit Polster

Grundidee und wohltuende Effekte

Sitzen im weiten Winkel mit Polster, um sich zu entspannen.

Hilft, die Stärke der Menstruation zu regulieren. Fördert die Durchblutung des Beckens. Stärkt die Beine und entlastet die Leisten. Hilft, den Ischiasnerv zu entspannen. Formt die Hüften und entspannt die Muskeln rund um das Hüftgelenk. Lockert die Beinmuskulatur. Hilft, die Bauchorgane zu entspannen, sodass sich ihre Funktion von selbst regulieren kann. Allgemein eines der wichtigsten Asanas für die Fortpflanzungs- und Sexualorgane. Variante von Asana 1.

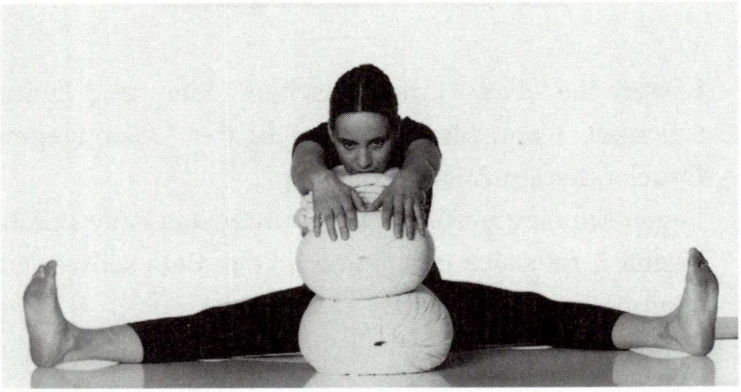

(*Upavishtha-kona-asana:* wie Asana 1)

So geht das Asana

- Sie sitzen gleichmäßig auf beiden Gesäßhälften. Sie strecken die Beine aus und spreizen die gestreckten Beine lässig und mühelos auseinander. Die Füße halten Sie von den Oberschenkeln aus senkrecht.
- Sie legen die Polsterrolle oder die gefalteten Decken vor sich auf die Matte und senken die Stirn darauf. Die Arme liegen locker neben dem Polster. Sie bleiben 2 bis 3 Minuten in dieser Position.
- Sie legen dann die Polsterrolle quer über das linke Bein und ruhen dort in der beschriebenen Weise 2 bis 3 Minuten lang. Auf der rechten Seite wiederholen.
- Zum Abschluss gehen Sie noch einmal für 2 bis 3 Minuten in die Mitte.
- Die Augen sind geschlossen. Der Atem fließt frei.

Dauer: 8 bis 12 Minuten.

Weitere Anregungen

- Prüfen Sie, ob die Fersen am Boden liegen, und richten Sie von den Fersen die Zehen nach oben. Verbessern Sie, wenn nötig, die Stellung durch eine leichte Drehung der Oberschenkel von der Hinterseite nahe am Becken nach außen und von außen nach oben.
- Entspannen Sie die am Boden liegende Hinterseite der Beine mehr und mehr. Das Gewicht senkt die Beine zum Boden; Muskeln und Haut der Hinter-

seite breiten sich entspannt aus. Die Vorderseite des Oberschenkels bleibt aktiv. Lenken Sie die Aufmerksamkeit auf die Außenseite der Oberschenkel und die Kleinzehenkante. Setzen Sie eine zarte Dauerstreckbewegung in Gang. Gelingt dies, so wird es noch leichter, die Innenseite der Oberschenkel und die Leistengegend zu entspannen.

✦ Lenken Sie die Aufmerksamkeit zur linken Leistengegend. Fühlen Sie sich dort ein. Erlauben Sie, dass diese Leistengegend sich nun entspannt. Berühren Sie dann in Gedanken das linke Bein von der Innenseite des linken Oberschenkels bis zur inneren linken Ferse mit der Vorstellung, diese Körperregion zu entspannen. Entspannen Sie gleichzeitig den linken inneren Beckenraum. Gehen Sie genauso auf der rechten Seite vor.

Gedankliche Ausrichtung, innere Haltung

✦ Ruhen Sie, und spüren Sie dabei, wie einige Muskeln sich entspannen und eine Ruhelänge erreichen, andere entspannt gedehnt werden.

✦ Spüren Sie in die Innenseite der Oberschenkel, in die Leistengegend, den Beckenboden und die Bauchorgane hinein. Nehmen Sie die Wahrnehmungen aus diesen Körperzonen auf. Beobachten Sie, ob die Qualität der Berührung so ist, dass eine Entspannung möglich wird.

✦ Sitzen Sie würdevoll, breiten Sie sich an Ihrem Platz aus, es sind Ihre eigenen Beine und Arme, Ihre eigenen Lungen und Bauchorgane.

Varianten zur Erleichterung

- Legen Sie die Polsterrolle unter das Brustbein. Legen Sie das Brustbein und den Kopf (zur Seite gedreht) auf das Polster.
- Für viele wird die Variante mit dem Stuhl besser geeignet sein: Stellen Sie den Stuhl vor sich, und legen Sie die Stirn und die leicht angewinkelten Arme auf die Sitzfläche. Achten Sie dabei darauf, dass die Schultern sich entspannen.

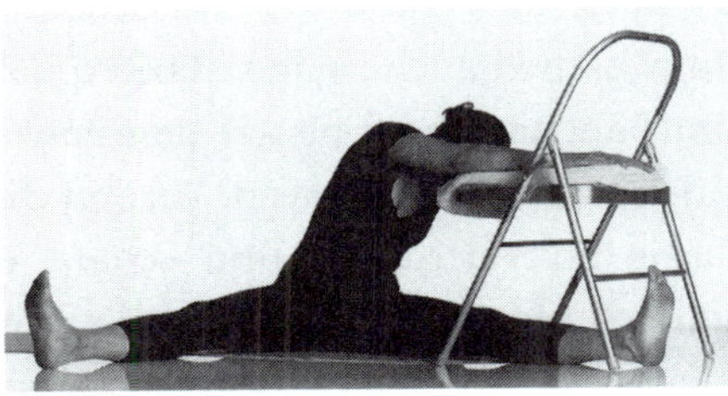

- Falls Sie wenig Zeit haben, können Sie die Übung gleich auf der linken oder rechten Seite beginnen und nicht in der Mitte.
- Umfassen Sie die Kleinzehenkante des linken Fußes mit der linken Hand, die Großzehenseite mit der rechten Hand. Ist der Fuß zu weit weg, können Sie den Unterschenkel umfassen.
- Setzen Sie sich höher (etwa 3 bis 10 cm). Legen Sie dafür eine oder zwei gefaltete Decken unter das Gesäß, bis die Beine sich entspannt strecken, der Beckenboden, der Bauch und die Brusthöhle frei sind und nicht zusammengedrückt werden.

Asana 9
Andersherum ausruhen

Grundidee und wohltuende Effekte

Das Ausscheiden ist beendet; das Ausruhen geschieht in anderer Weise.
Die Kraft fließt wieder in die Richtung Aktivität.

Energetisiert nach der Phase des Ausscheidens (Menstruationsblutung) die Bauchorgane, stärkt die Zirkulation und Kraft im Bauchraum. Tonisiert den ganzen Körper. Beruhigt und entspannt die Nerven. Vertieft die Atmung. Hilft, Lethargie zu vertreiben, und schafft emotionale Ausgeglichenheit. Heitert auf und regt den Verstand an. Korrigiert einen leichten Buckel. Fördert die mondartigen Qualitäten. Verhilft dem »Verdauungsfeuer« dazu, sich zu regulieren, und der Haut, sich zu glätten.

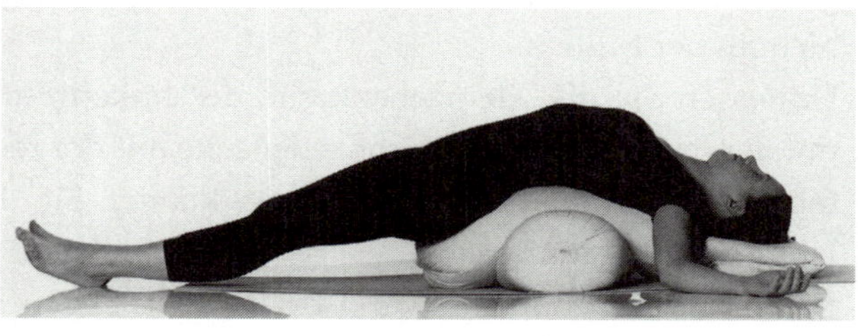

(*Viparita-danda-asana:* viparita/vipari = umgekehrt/andersherum, in die entgegengesetzte Richtung gehend/weggehend, fließend, blasend; danda = Stab, Stock, Stiel; Symbol für Gerechtigkeit und gerechte Verteilung)

So geht das Asana

- Sie legen zwei Polster gekreuzt oder mehrere Decken so aufeinander, dass sich ein Hügel bildet und das oberste Polster in Längsrichtung liegt.
- Sie setzen sich auf das Ende des oberen Polsters und legen sich dann darauf zurück. Die Wirbelsäule wird vom Polster gestützt, der Kopf kommt zum Boden. (Falls es im Nacken zieht, legen Sie eine Decke unter den Hinterkopf.)
- Sie strecken die Beine aus. Der Rumpf wölbt sich leicht.
- Die Arme legen Sie angewinkelt neben den Kopf. Die Handrücken liegen am Boden; die Finger zeigen vom Körper weg.
- Sie ruhen in dieser Haltung etwa 5 bis 10 Minuten. Die Augen können Sie schließen.
- Das Asana wird beendet, indem Sie die Beine anwinkeln, mit Hilfe der Füße in Richtung Kopf rutschen, bis Sie mit dem ganzen Rücken am Boden ankommen. Sie ziehen die Knie in Richtung Brustkorb und drehen sich zur Seite.

Dauer: 5 bis 10 Minuten.

Weitere Anregungen

Beine und Bauchorgane

- Die Beine liegen parallel und sind von den Fersen bis zum Hüftgelenk in gerader Linie ausgestreckt. Dies bereitet die Beine für neue Aktivitäten vor. Ist die Haltung der Beine korrekt, stellt sich subjektiv der Eindruck ein, dass jedes Bein fest und gerade wie ein Stock oder Stab sowie stabil und belastbar ist.
- Entspannen Sie die Leistengegend von vorn außen zur Mitte nach hinten innen.
- Entspannen Sie den Bauchraum Richtung Beckenboden und zur Wirbelsäule.
- Entspannen Sie die untere Wirbelsäule. Die Polster heben die Wirbelsäule leicht nach innen, was zur Entlastung beiträgt.

Brustkorb und Arme

- Der Brustkorb wird etwas gedehnt. Er kann weiter werden und eine gute Form finden.
- Die Brustwirbelsäule kann sich entspannen und ein wenig im Brustkorb verschwinden. Die Übung hilft, anstrengungslos dem leichten Buckel, den heute vielfach schon Kinder haben, entgegenzuwirken.
- Bei der Platzierung der angewinkelten Arme haben Sie Spielraum: Legen Sie die Arme so weit nach oben oder lassen Sie sie so weit unten, dass die großen Brustmuskeln sich lockern können. Dies wirkt der Verspannung des oberen Brustkorbs anstrengungslos

entgegen, hebt das Brustbein und die oberen Rippen etwas an. Spannungen und Schweregefühle im Brustkorb und in den Brüsten können sich lösen.

Gedankliche Ausrichtung, innere Haltung

- ✦ Beobachten Sie, wie Brustkorb und Wirbelsäule durch die Atembewegung eine natürliche Massage erhalten und energetisiert werden.
- ✦ Beobachten Sie die stabilen und festen Arme und Beine.

Varianten zur Erleichterung

- ✦ Bauen Sie die Unterlage vor einer Wand auf. Binden Sie mit einem Gürtel die Oberschenkel nahe am Becken zusammen. Ein zweiter Gürtel kann außerdem um die Unterschenkel nahe den Fußgelenken gebunden werden. Mithilfe der Beine (und Arme) wird der Körper zu einer langen, kompakten Einheit. Berühren Sie mit den Fußsohlen die Wand. Die gewünschte Tonisierung der Beine wird erreicht.
- ✦ Legen Sie die Füße 10 cm höher auf einen Holzklotz oder eine Decke, falls die Haltung im unteren Rücken unangenehm ist.
- ✦ Lagern Sie den Hinterkopf auf eine Decke, falls es sich im Hals unangenehm anfühlt.
- ✦ Legen Sie die Arme seitlich neben das Becken, die Handflächen zeigen zum Boden, falls es sich in den Armen unangenehm anfühlt.

Asana 10
Im Körper Brücken bauen

Grundidee und wohltuende Effekte

Alle Körperglieder werden miteinander verbunden und genährt, doch bleibt jedes auf sein Gebiet begrenzt.

Besitzt starke regenerative Kraft. Hilft, nach dem Beenden der Phase des Ausscheidens (Menstruationsblutung) Energie zu schöpfen, um neue Aktivitäten vorzubereiten. Verbindet Bauchhöhle und Brustkorb miteinander. Dieses Asana gilt als sehr schwierig; hier wird eine einfache Variante vorgestellt.

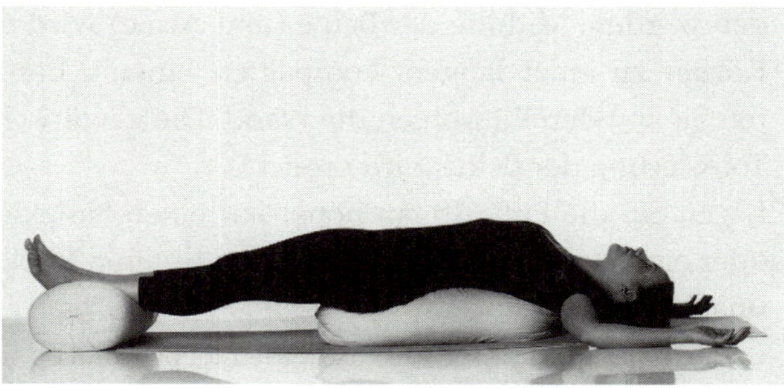

(*Setu-bandha-sarvanga-asana:* setu = Überbrückung; bandha = bilden, konstruieren, errichten, überbrücken, eine spezielle Anordnung des Körpers, begrenzen; sarva anga = alle Teile des Körpers, ohne Kopf und Nacken)

So geht das Asana

- Sie legen die Polsterrolle oder die Decken so weit von der Wand weg, dass anschließend der Brustkorb der Länge nach darauf ruhen kann. Für die Füße legen Sie einen Holzklotz oder einige Bücher in Polsterhöhe an die Wand.
- Sie setzen sich auf das Polster und legen den Brustkorb auf das Polster (oder die Decken). Der Hinterkopf berührt den Boden. Der Brustraum kann entspannt expandieren.
- Sie strecken die Beine, legen sie auf den Stapel Bücher (oder auf den Holzklotz) und entspannen sie.
- Die Arme legen Sie seitlich auf den Boden. Die Handrücken ruhen auf dem Boden.
- Das Gewicht ist beim Liegen auf linker und rechter Körperseite gleichmäßig verteilt.
- Ruhen Sie 5 bis 15 Minuten lang. Der Atem fließt frei. Die Augen können geschlossen werden.
- Das Asana wird beendet, indem Sie die Beine anwinkeln, mithilfe der Füße in Richtung Kopf rutschen, ohne den Kopf zu heben, bis Sie mit dem ganzen Rücken am Boden ankommen. Sie ziehen die Knie in Richtung Brustkorb und drehen sich zur Seite.

Dauer: 5 bis 15 Minuten.

Weitere Anregungen

- ✦ Entspannen Sie die Vorderseite des Brustkorbs. Dies ergibt eine leichte Bewegung der Rippen und des Brustbeins. Die Haut des Brustkorbs breitet sich aus.
- ✦ Der Brustkorb (genauer: der Boden des Brustkorbs) bewegt sich von selbst leicht vom Becken weg; gleichzeitig soll die Bewegung eine solche Qualität und Richtung besitzen, dass die Verbindung zwischen Becken und Brustkorb gestärkt wird.
- ✦ Die Polsterkante sollte den unteren Rücken stützen, um dort und im Bauchraum Entspannung zu erzeugen. Brustkorb und Bauchraum können in dieser Lage stimuliert werden, ohne dass etwas getan werden muss.
- ✦ Entspannen Sie die linke Seite nach links und die rechte nach rechts.

Gedankliche Ausrichtung, innere Haltung

- ✦ Das Polster unterstützt die aktive Bildung eines Transportwegs. Der Körper wird so arrangiert, dass Überbrückungen entstehen. Ziel dieser Anordnung ist es, dass sich alle Glieder wohlfühlen können.
- ✦ Beobachten Sie, wie Sie allen Gliedern des Körpers weich und delikat etwas Aufmerksamkeit schenken.
- ✦ Überlassen Sie die Atmung sich selbst. Erlauben Sie es der Atmung, sich so zu bewegen, wie sie will.
- ✦ Erlauben Sie den Lungen, besonders im Bereich des Bodens des Brustkorbs zu expandieren.

- Oberhalb der Arme, Schultern und Schlüsselbeine liegen Hals und Kopf ruhig. Ihre Aufmerksamkeit kann sich im Hinterkopf sammeln und ausruhen.

Varianten zur Erleichterung

- Verwenden Sie eine Augenbinde.
- Binden Sie einen Gürtel um beide Oberschenkel nahe am Becken, eventuell auch einen zweiten Gürtel um die Unterschenkel nahe an den Fußgelenken. Ziehen Sie die Gürtel fest; die Beine werden sich leichter entspannen.

Asana 11
Entspannt liegen und belebt werden

Grundidee und wohltuende Effekte

Entspannt liegen, still werden und sich regenerieren, ohne etwas zu tun.
Ende und Neuanfang.

Beruhigt Körper und Gedanken. Besänftigt die Nerven. Lässt befreiende Ruhe und erfrischende Stille eintreten. Nimmt die Müdigkeit und schenkt Seelenfrieden. Das Nichtstun bewirkt, dass die eigene Natur sich regenerieren kann und sich Bedürfnisse und Wünsche zeigen können. Die durch die vorangegangenen Asanas erzielten positiven Wirkungen werden durch diese scheinbar so einfache Übung verstärkt und gefestigt.

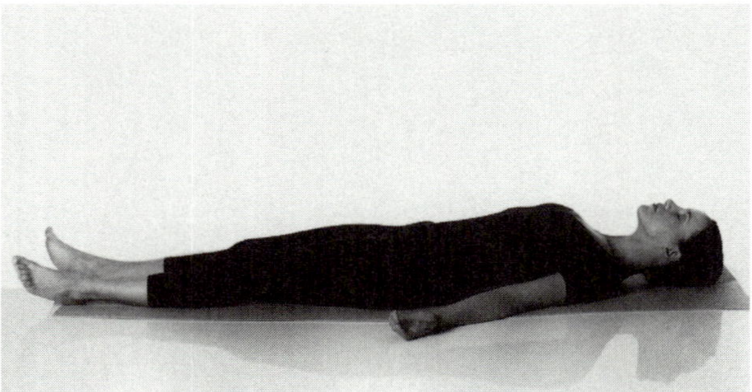

(*Shava-asana:* shava = angewachsen, geschwollen, ein toter Körper)

So geht das Asana

- ✦ Sie liegen auf dem Rücken und legen eine gefaltete Decke unter Kopf und Hals.
- ✦ Der Punkt in der Mitte zwischen den Fersen, das Schambein, das Brustbein, die Nasenspitze und die Krone des Kopfs bilden eine Linie.
- ✦ Die Füße liegen etwa zwei Fußbreit auseinander. Durch ihr Gewicht drehen sich die Oberschenkel entspannt von selbst etwas nach außen.
- ✦ Die Arme liegen seitlich am Boden, etwa 30 cm vom Becken entfernt. Die Handflächen zeigen nach oben; die Finger sind locker.

Dauer: 5 bis 10 Minuten.

Weitere Anregungen

Beine

- ✦ Die Füße, Unterschenkel und Oberschenkel ruhen sich am Boden aus. Die Leistengegend kann sich von der Vorderseite über die Mitte nach hinten, also Richtung Boden entspannen.

Rücken

- ✦ Der untere Rücken und die untere Wirbelsäule bleiben in entspannter Weise leicht nach oben gewölbt (nicht die Lendenwirbelsäule auf den Boden drücken). Die Wirbelsäule lehnt sich aus eigenem Antrieb etwas nach innen in den Bauchraum und Brustkorb hinein. Ermöglichen Sie es der Wirbelsäule, ihre eigenen freien, kleinen Bewegungen zu machen, ohne die Richtung vorzugeben. Sie wird sich etwas nach oben, nach unten oder zur Seite entspannen.

- Die unteren Bauchorgane ruhen entspannt in Becken und Bauchhöhle. Die Nabelgegend entspannt sich in Richtung Wirbelsäule und zur rechten und linken Seite. Es lehnen sich innere Lendenwirbelsäule und Bauchorgane aneinander.
- Die unteren Rippen sollen sich frei bewegen können. Der untere Brustkorb kann sich fächerartig nach links und rechts ausbreiten.
- Beobachten Sie die Atmung im Inneren des Brustkorbs. Mit viel Erfahrung wird sie sich im unteren Brustkorb links und rechts am freiesten, entspanntesten und deutlichsten bewegen. Dies ist der Bereich der freien Atmung. Viel Atemaktivität im oberen Bereich des Brustkorbs zeigt, dass die Beruhigung des Bewegungsflusses noch vertieft werden kann (Tendenz zur Stressatmung).

Arme und Vorderseite

- Schieben Sie die Schulterblätter einmal unter den Brustkorb, und bleiben Sie dann entspannt liegen.
- Durch die Lage der Arme ist das Brustbein etwas vom Boden nach oben gehoben. Passiv kann sich diese Bewegung im Verlauf der Zeit steigern.
- Achten Sie darauf, dass das Gewicht beim Liegen gleichmäßig verteilt ist. Beine, Rumpfseiten und Arme ruhen ausbalanciert am Boden.

- Verfolgen Sie aufmerksam die Bewegung der Atmung, ohne sie zu beeinflussen oder zu stören. So kann die Atmung weich, sanft und frei werden und ihre eigene Bewegungsdynamik erreichen. Die Lungen können zart expandieren.

Gedankliche Ausrichtung, innere Haltung

- Verlagern Sie Ihre Aufmerksamkeit in den Hinterkopf. Bleiben Sie entspannt und aufnehmend bei der Körperwahrnehmung.
- Erlauben Sie Ihrer Aufmerksamkeit, eine Ruheaktivität zu finden. Diesen regenerierend wirkenden, erfrischenden, mondartigen Zustand erleben Sie mehr oder weniger ausgeprägt – ohne sich angestrengt zu konzentrieren oder, im anderen Extrem, einzuschlafen –, wenn Sie zum Beispiel an einem ruhigen Ort sitzen und einen Baum, einen See oder eine Ihnen angenehme Landschaft betrachten.
- Lassen Sie die Haut des ganzen Körpers weich und gefühlvoll werden.
- Bewusst nichts tun, um sich beleben zu lassen. Denken Sie daran, dass beim Nichtstun die Aufmerksamkeit mit der Ruheaktivität der inneren Organe sowie der Atmung, der Muskeln, der Knochen und der Gelenke verbunden werden kann. Dadurch fließt Ihnen Kraft zu, und aus dem Nichtstun eröffnet sich die Chance für einen Neuanfang. Sie können also, wenn es nötig ist, immer wieder bei Null beginnen.

Varianten zur Erleichterung

- Falls sich die Leistengegend schlecht entspannt oder es Ihnen einfach bequemer ist, können Sie die Füße weiter auseinanderlegen.
- Decken Sie sich mit einer Decke zu; ziehen Sie Socken und/oder einen Pullover an, falls es Ihnen kühl ist.
- Falls es Ihnen angenehmer ist, können Sie die Handflächen zum Boden drehen.
- Verwenden Sie eine Augenbinde oder ein Augensäckchen.
- Legen Sie die Polsterrolle oder eine gerollte Decke unter die Knie und das Ende der Oberschenkel, falls Sie Rückenverspannungen haben oder es einfach lieber mögen, so zu liegen.
- Entspannen Sie sich auf dem Bauch liegend, wenn Sie das als angenehmer empfinden. Der Kopf wird dabei zur Seite gedreht.
- Legen Sie zwei flach gefaltete Decken unten die gesamte Hinterseite der Oberschenkel bis zur Pofalte.

Die Asanas während der Hauptphase

Etwa 8. bis 22. Tag des Zyklus

Sie beginnen mit den Asanas der zweiten Phase, wenn die Menstruationsblutung beendet ist und Sie sich wieder stärker fühlen.

Während die Asanas 1 bis 11, die die erste Phase des Zyklus begleiten, einen eher passiven Charakter haben und die Bewegung nach unten, das Ausscheiden, betonen, sind die Asanas der zweiten Phase aktiver. Sie zielen darauf ab, die vorhandene Energie bewusst einzusetzen und zu erleben. Die Kraft wird langsam gesteigert und gebündelt.

Es ist am effektvollsten, wenn Sie so gut wie jeden Tag Asanas üben – und nicht nur in der Zeit kurz vor oder während der Menstruation, um akuten Beschwerden oder einem Stimmungstief entgegenzuwirken. Bleiben Sie lieber den ganzen Monat über kontinuierlich bei der Sache – die Balance zwischen hitzeartigen und mondartigen Prozessen lässt sich täglich neu verbessern, und dies ist ja das Hauptziel von Yoga und speziell dieses Programms. Regulierungen können nur in kleinen Schritten stattfinden, daher ist die häufige Stimulierung wichtig. Auf diese Weise kommt es zu kreativen Impulsen, besserer Durchblutung, Normalisierung der Organfunktionen, Muskelausgleich, Dehnung, Entspannung und Kräftigung.

Asana 12 ist ein guter Einstieg und Wachmacher. Asana 13 bis 21 sind eine aufeinander abgestimmte Folge von Übungen im Stehen, Asana 22 bis 28 eine Folge von Übungen im Sitzen.

Sie haben verschiedene Möglichkeiten vorzugehen:

- Asana 12, 13, 14, 24, 25, 27 und 28 können Sie in dieser Phase auch zwischendurch einzeln praktizieren.
- Asana 12, 15, 16, 20, 21 ist die Kurzform der Stehfolge. Nach und nach können Sie Asana 14, 17, 18, 19 dazunehmen.
- Asana 22, 23, 25 ist die Kurzform der Sitzfolge, die allmählich ergänzt werden kann.
- Praktizieren Sie immer die Stehfolge, die Sitzfolge und als Abschluss das Liegen (Asana 11) zusammen. Wenn Sie müde sind, können Sie auch nur im Sitzen und Liegen üben oder lediglich einige Asanas im Liegen praktizieren.
- Asana 11 (»Entspannt liegen und belebt werden«) bildet immer den Abschluss. Es kann auch einzeln praktiziert werden.

Asana 12
Die Hündin streckt sich

Grundidee und wohltuende Effekte

Die Hündin streckt sich und findet ihre Kraft.

Stimuliert sanft den Rumpf sowie Hüfte und Brustkorb. Weitet die Lungen. Gibt den Beinen und Armen eine gute Form. Verbessert die Form des Rumpfs. Streckt und entspannt eine zusammengesunkene, gekrümmte, verkrampfte und müde Rückenpartie sowie Brust- und Bauchhöhle. Hilft, an die eigene Energie zu kommen. Kräftigt und hebt die Stimmung. Kann auch zwischendurch einzeln geübt werden.

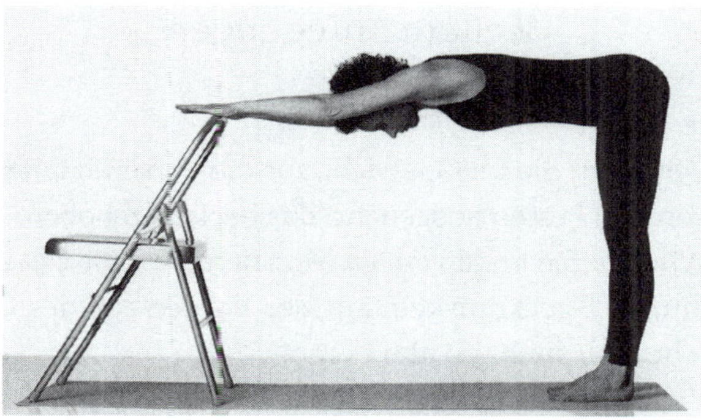

(*Adho-mukha-shvana-asana:* adho = nach unten, Richtung Erde; mukha = Gesicht, Mund, der höchste Punkt des Körpers, Gesichtsausdruck, innere Verfassung; shvana = Hündin/Hund)

So geht das Asana

- ✦ Sie stehen vor einer Wand und berühren sie in Beckenhöhe mit den Fingerkuppen der zu Körbchen gewölbten Hände. Dann gehen Sie rückwärts von der Wand weg, bis die Füße parallel hüftbreit unter dem Becken stehen.
- ✦ Sie strecken die Arme und schieben damit über die Flanken das Becken von der Wand weg.
- ✦ Beide Beine sind gleichmäßig belastet. Der Rumpf ist waagerecht. Der Kopf befindet sich zwischen den Oberarmen. Das Gesicht zeigt in Richtung Boden; die Augen sind geöffnet.
- ✦ Der Atem fließt frei.

Dauer: 1 bis 2 Minuten.

Weitere Anregungen

Beine

- ✦ Verlagern Sie viel Gewicht auf die Fersen. Halten Sie von den Fersen ausgehend das Becken gehoben.
- ✦ Winkeln Sie in den ersten Monaten die Knie etwas an, um die Streckmuskeln auf der Vorderseite des Oberschenkels mehr zu aktivieren.
- ✦ Viele Menschen haben leichte X-Beine. Korrigieren Sie die Stellung, indem Sie die Oberschenkel etwas auseinanderschieben, bis die Muskeln trainiert sind und die Beine von der Mitte des Fußes über die Mitte des Knies über die Mitte des Oberschenkels eine Linie bilden.

- Schieben Sie später, um die Beine zu strecken, die Oberschenkelmuskeln flach gegen den Oberschenkelknochen, besonders den Teil des Muskels nahe beim Knie.
- Halten Sie den Oberschenkelknochen stabil. Muskel und Oberschenkelknochen schieben Sie wie zwei Handflächen gegeneinander. Bringen Sie mit einer leichten Bewegung der Oberschenkel die Beine in eine senkrechte Linie (die Knie nicht nach hinten durchdrücken).
- Schieben Sie die innere Ferse gegen den Boden. Heben Sie von hier das innere Fußgelenk, das innere Knie und die Leistengegend nach oben.
- Schieben Sie die hintere Ferse gegen den Boden, den Unterschenkel Richtung Ferse und den Oberschenkel Richtung Hüftgelenk. Die Hinterseite der Oberschenkel nahe am Gesäß hebt und entspannt sich dadurch. Die Beine tragen das Becken. Bewegen Sie das Becken von seinen Außenseiten (»Hosentaschen«) in die Waagerechte (die Bewegung geht nicht vom Rücken aus).

Arme und Rumpf

- Jeder gestreckte Arm bildet eine Linie vom Mittelfinger bis zum Ende des Oberarms. Prüfen Sie, ob beide Arme parallel sind.
- Halten Sie die Schultern in Höhe des Beckens.
- Halten Sie die Achselhöhlen in Höhe der »Hosentaschen«. Brustkorb und Becken sind, wenn es gelingt, waagerecht – als ob Sie bäuchlings auf einer Massageliege oder einem Tisch liegen würden.

- ✦ Richten Sie den unteren Brustkorb auf das Becken aus. Richten Sie das Becken auf den Brustkorb aus. Schieben Sie mithilfe der Arme den Brustkorb von der Wand weg. Schieben Sie mit der Kraft der Oberschenkel nahe am Becken das Becken noch mehr von der Wand weg. Der Rumpf wird dadurch etwas verlängert; er wird entspannt und zugleich tonisiert.

Gedankliche Ausrichtung, innere Haltung

- ✦ Die Haltung erinnert an eine Hündin, die genüsslich die Vorderbeine ausstreckt, das Gesäß nach oben reckt, die Hinterpfoten nach hinten schiebt und so zu ihrer Kraft und optimalen Beweglichkeit findet.
- ✦ Im Becken treffen sich zwei Bewegungen: die von den Fingerkuppen über die Arme und Flanken kommende Bewegung und die von den Fersen über die Außenseite der Beine kommende Bewegung. Zielen Sie darauf ab, mit den Armen und Beinen die Hauptarbeit zu erledigen, sodass der waagerechte Rücken sich entspannen kann. Versuchen Sie, das Asana mit etwa 20 Prozent Aufwand an Muskelarbeit und Konzentration zu üben.

Varianten zur Erleichterung

- Bringen Sie die Handflächen zur Wand. Halten Sie die Mittelfinger parallel. Spreizen Sie die anderen Finger etwas ab. Einen Fingerbreit außerhalb des Handgelenks ist die Wurzel des kleinen Fingers; strecken Sie von dort zur Spitze des kleinen Fingers. Verfahren Sie genauso auf der Zeigefingerseite.
- Um die Hinterseite der Beine leichter zu lockern und den Streckmuskel des Oberschenkels mehr zu tonisieren, winkeln Sie die Knie stärker an. So fällt es auch leichter, bei entspannt gestrecktem Fuß viel Gewicht auf die Fersen zu verlagern.
- Benutzen Sie ein Fensterbrett oder einen Tisch, und legen Sie die Handflächen flach auf die Unterlage.

Asana 13
Ausgeglichen stehen

Grundidee und wohltuende Effekte

Eine standfeste Haltung finden und ins Gleichgewicht kommen.
Der unhörbare Ton wird angeschlagen.

Hilft, in eine passende ausgeglichene Grundstimmung zu gelangen. Stärkt die Basis. Tonisiert und verhilft zu Gleichmaß und Balance.

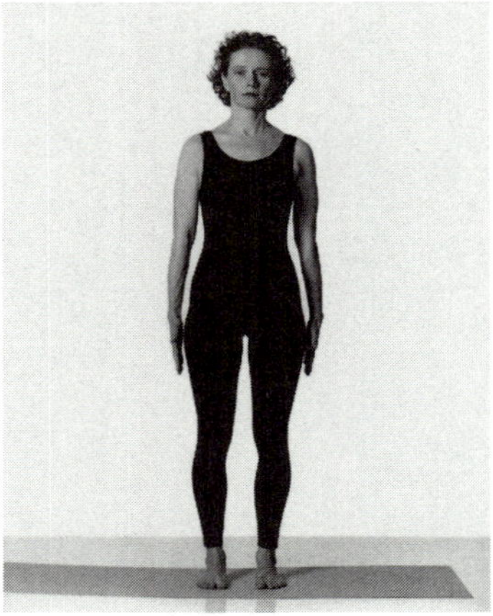

(*Tad-asana:* tad = einen Ton anschlagen; ein Geräusch, auch Berg. Heißt auch *Samasthiti:* sama = gleichartig, ausgewogen, gerade, genau, richtiges Maß, weiche Balance; sthiti = stehen, dauerhaft stabil stehen, stabilisieren)

So geht das Asana

- Die Füße stehen hüftbreit auseinander. Die beiden Linien von der Mitte der Ferse zur Mitte des vorderen Fußes zwischen zweiter und dritter Zehe sind parallel
- Etwas mehr als die Hälfte des Gewichts ruht auf der Ferse, etwas weniger auf dem vorderen Fuß.
- Mit den Fersen finden Sie den Widerstand des Bodens. Sie stehen aufrecht und ausbalanciert und blicken mit gehobenem Kopf entspannt nach vorn.
- Der Atem fließt frei.

Dauer: 1 Minute.

Weitere Anregungen

Beine

- Verteilen Sie das Gewicht gleichmäßig über die Innen- und Außenseiten der Füße.
- Drehen Sie die Oberschenkel etwas, bis sie genau parallel sind. Diese Drehung beginnt hinten nahe dem Gesäß und führt zur Außenseite des Oberschenkels.
- Schieben Sie die Innenseiten der linken und rechten Ferse zum Boden. Versuchen Sie zusätzlich, beide inneren Fußgelenke weg von den Fersen nach oben zu heben. Machen Sie zusätzlich eine Streckbewegung vom inneren Fußgelenk zum inneren Knie und zur Leistengegend.

- ✦ Während Sie die Hinterseite der Fersen zum Boden schieben, heben Sie – beginnend vom hohen Rist – die Vorderseite des Beins zum Schienbeinknochen, zum Knie, zu den vorderen großen Streckmuskeln der Oberschenkel und zu den Darmbeinstacheln (vordere Hüftknochen). Schieben Sie das Fleisch des Streckmuskels gegen den Oberschenkelknochen.
- ✦ Schieben Sie das Gesäß etwas zu den hinteren Anfängen der Oberschenkel hinunter. Halten Sie diese Gegend am Oberschenkel vom Boden aus mit dem Widerstand der Fersen gehoben.
- ✦ Spüren Sie den Widerstand des Bodens in den Füßen, und heben Sie das Becken in den »Hosentaschen«.
- ✦ Schieben Sie die Innenseite der Oberschenkel etwas zurück. Bewegen Sie die Leistengegend ihrer Linie entlang etwas nach hinten. Die Hinterseite der Beine rutscht dadurch behutsam auseinander.
- ✦ Halten Sie die Linie Mitte der Außenseite der Fersen, Mitte der »Hosentaschen« und Achselhöhlen senkrecht und gehoben. Heben Sie von den Achselhöhlen ausgehend den Brustkorb etwas an.

Rumpf, Arme und Kopf

- ✦ Richten Sie das Becken auf den Brustkorb aus.
- ✦ Halten Sie das Brustbein senkrecht über dem Schambein in einer Linie. Richten Sie den Brustkorb auf das Becken aus.
- ✦ Strecken Sie die Hände und die Arme etwas in Richtung Boden, die Mittelfinger sind in einer Linie mit

den Beinen. Die Handflächen und die Innenseiten der Ellbogen sind dem Körper zugewandt.

- ✦ Schieben Sie die Schultern hinten am Brustkorb hinunter (ohne den Brustkorb zu senken). Wenn es gut klappt, bekommt der Brustkorb dadurch etwas Auftrieb. Fühlen Sie, wie der Brustkorb sich innen etwas weitet.
- ✦ Die Krone des Kopfes zeigt zur Decke und ist ausbalanciert, als ob Sie etwas auf dem Kopf tragen würden. Der Hals ist lang und vorn wie hinten entspannt.
- ✦ Entspannen Sie das Gesicht. Blicken Sie mit den Augen weich geradeaus. Die inneren Augen sind nach innen gerichtet.
- ✦ Auf sensible Art bringen Sie Vorder- und Rückseite in ein Gleichgewicht, ebenso linke und rechte Seite. Ihre Mittelachse ist genau zentriert. Erzeugen Sie Harmonie in der Bewegung.

Gedankliche Ausrichtung, innere Haltung

- ✦ Stellen Sie sich vor, wie die gut auf dem Boden platzierten Füße die Basis des aufrechten Stehens sind. Denken Sie an einen Berg, der eindeutig erdhafte Eigenschaften besitzt und doch hoch aufgerichtet ist.
- ✦ Ein weiterer Schwerpunkt für die Beobachtung liegt eine Handbreit oberhalb des Knies.
- ✦ Indem Sie Ihren Stand ausbalancieren, wird der unhörbare innere Ton angeschlagen, der Ihnen genau entspricht.

Varianten zur Erleichterung

- Zum Entspannen des unteren Rückens lehnen Sie sich locker gegen eine Wand, die Füße etwa eine Fußlänge von der Wand entfernt. Platzieren Sie die Füße so, dass Sie im Becken und im unteren Rücken bis zu den unteren hinteren Rippen lässig an der Wand lehnen. Da die Wand Sie stützt, können Sie entspannen. Die Schultern und der Kopf sind etwas von der Wand entfernt. Die Arme hängen locker herab. Ist Ihnen die Entspannung des unteren Rückens geläufig, so bringen Sie die Fersen an die Wand, so weit bis Sie die Wand mit Ihrem Rumpf nur noch berühren. Die Wand wird Ihre Lehrerin und zeigt Ihnen die senkrechte, lotrechte Schwerkraftlinie, die Ihr Gewicht trägt.

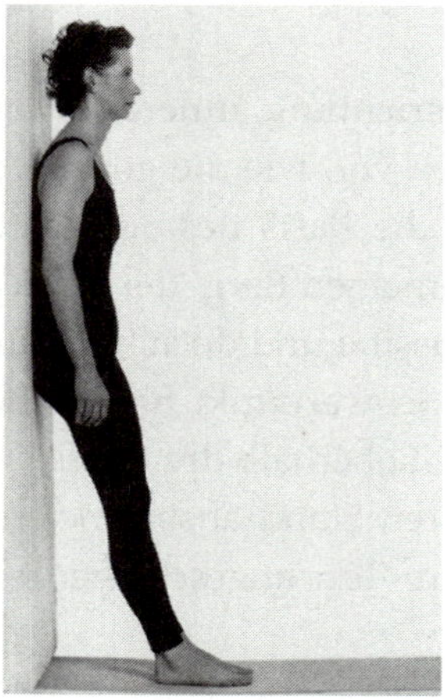

Asana 14
Wie ein Baum stehen

Grundidee und wohltuende Effekte

Auf einem Bein ausbalanciert stehen wie ein Baum. Der unhörbare Ton wird angeschlagen.

Hilft, das Gleichgewicht zu finden. Macht das Standbein kräftig, entspannt das Spielbein. Formt die Haltung, stärkt und befreit den Brustkorb. Hilft auch, zu lernen, wie eine Balance im Denken und im Fühlen erlangt werden kann.

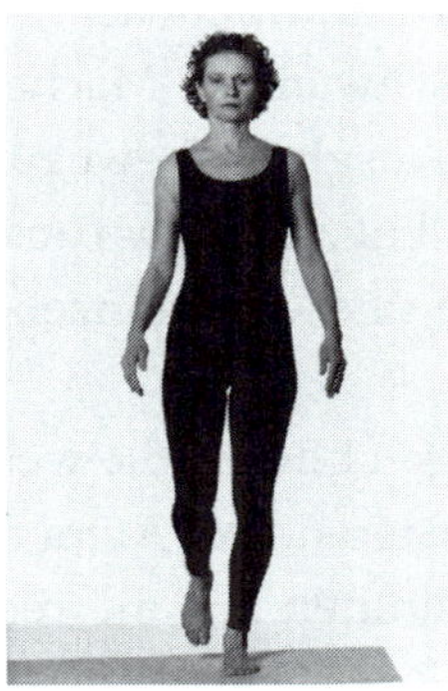

(*Vrksa-asana:* vrksa = ein Baum, der Blüten und Früchte trägt; Baumstamm, auch der Stab eines Bogens)

So geht das Asana

- Sie stehen auf beiden Beinen, die Füße sind parallel.
- Das Gewicht wird nun auf das linke Bein verlagert. Der linke Fuß bleibt ruhig am Boden, als ob er sich verwurzeln wollte. Sie bringen das Gewicht mittels der Beinknochen zum Boden und finden den Widerstand des Bodens. Sie heben den linken Brustkorb etwas vom linken Becken hoch.
- Sie heben das rechte Bein etwas über den Boden. Anfangs können Sie es wie auf dem Bild etwas winkeln, später halten Sie es gestreckt. Mit Hilfe der Gewichtsverlagerung kommt es in die Luft.
- Sie balancieren mit dem ganzen Körper, ähnlich wie eine Seiltänzerin, und beobachten dabei genau, wie und wohin Sie schwanken. Machen Sie jeweils genau passend dazu Ausgleichsbewegungen. Wackeln Sie nicht mit dem Fuß, um auszubalancieren, sondern bringen Sie sich über den ganzen Körper ins Gleichgewicht.
- Mit offenen Augen blicken Sie weich nach vorn, ohne etwas starr zu fixieren. Der Atem fließt frei.
- Nach 1 bis 2 Minuten auf die rechte Seite wechseln und den linken Fuß heben.

Dauer: 2 bis 4 Minuten.

Weitere Anregungen

- Spüren Sie die Unruhe und die Schwankungen, lernen Sie, die Schwankungen präzise zu erspüren, um sofort genau passende dämpfende Ausgleichsbewegungen machen zu können. Dieses Schwanken ist gut und normal. Es zeigt den Fluss Ihrer inneren Bewegungen. Es werden viele tausend Ausgleichsbewegungen sein, bis Sie, anfangs für nur einige Sekunden, dann länger auf einem Bein ruhig stehen können.
- Halten Sie Becken und Brustkorb aufeinander abgestimmt. Heben Sie den Brustkorb etwas vom Becken. Halten Sie den Brustkorb möglichst ruhig und erschütterungsfrei.
- Setzen Sie rasch das rechte Bein wieder auf den Boden, wenn es zu stark schwankt.
- Konzentrieren Sie sich auf die Platzierung des linken Fußes, auf das Gleichgewicht zwischen der Großzehenlinie vom Inneren der Ferse zur großen Zehe und der Kleinzehenlinie vom Äußeren der Ferse zur Kleinzehenspitze sowie auf die Streckung des Beins bis hinauf zum höchsten Punkt des linken Brustkorbs. Verbessern und stabilisieren Sie diese Linie.

Gedankliche Ausrichtung, innere Haltung

- Bei der Platzierung des linken (später des rechten) Fußes denken Sie daran, sich gut zu verwurzeln. Der gut platzierte Fuß erdet Sie, ermöglicht Ihnen, sich hoch aufzurichten.

- Fühlen Sie sich beim balancierten Stehen in Ferse, Unter- und Oberschenkelknochen des Standbeins ein. Spüren Sie den Widerstand des Bodens. Spüren Sie, ob das Bein Sie stützt und trägt. Die Knochen und Muskeln bilden den festen (Baum-) Stamm im Bein, der Ihnen Halt verleiht.
- Entspannen Sie die Augen ausgehend vom Augenhintergrund.
- Praktizieren Sie mit entspannter, ruhiger Aufmerksamkeit, mit etwa 20 Prozent Konzentrationsaufwand, und beobachten Sie den »inneren Ton«, die Tonisierung im Standbein.

Varianten zur Erleichterung

- Bleiben Sie mit dem Spielbein am Boden. Verlagern Sie nur einen Teil des Gewichts auf das Standbein.
- Wenn Sie die Balance (den »Baumstamm«) nach mehreren hunderttausend Ausgleichsbewegungen gefunden haben, wird auch folgende zunächst schwierigere Variante für Sie leicht werden: Winkeln Sie das Spielbein an, und bringen Sie es hoch an den Oberschenkel des Standbeins, wobei sich die Ferse an der Innenseite des Standbein-Oberschenkels nahe der Leiste anlehnt. Die Zehen zeigen Richtung Boden. Die Arme können parallel nach oben gestreckt werden.

Asana 15
Einen Schritt vorwärts tun

Grundidee und wohltuende Effekte

Ein großes Dreieck, das aus Dreiecken zusammengesetzt ist, ausbreiten, indem ein großer Schritt vorwärts getan wird.

Steigert die Beweglichkeit der Hüftgelenke. Arbeitet die Körperseiten durch und macht sie geschmeidig.

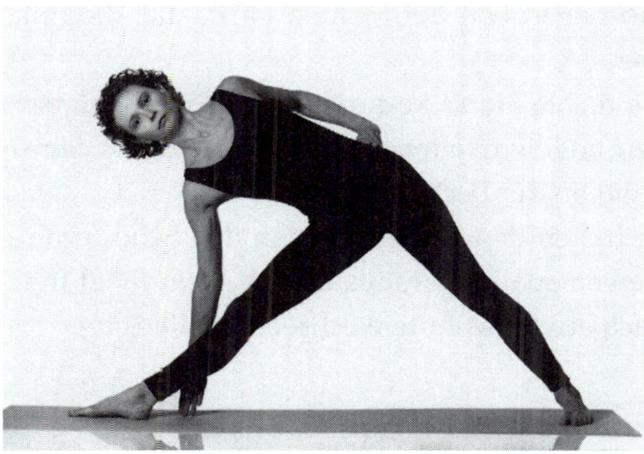

(*Utthita-trikon-asana:* utthita = ausgebreitet, ausgestreckt, auch gesteigerte Aktivität; trikon = ein Dreieck bildend)

So geht das Asana

- ✦ Sie stellen die linke Kleinzehen-Fußkante an die Wand und denken sich eine Linie von der Mitte des linken Fußes weg von der Wand. Sie stellen den rechten Fuß auf diese Linie – in einem großen Schritt, je nach Körpergröße etwa 1,30 m von der Wand weg. Sie drehen den rechten Fuß auf der Ferse, sodass die Zehen von der Wand wegzeigen. Die Ausrichtung des Brustkorbs bleibt unverändert.
- ✦ Mit einem kleinen Schwung im Becken stellen Sie das Becken schräg und kommen dadurch mit dem Rumpf zur Seite. Das heißt, Sie drehen im rechten Hüftgelenk und heben von der rechten Hüfte aus die linke nach oben.
- ✦ Die rechte Hand kommt zum rechten Unterschenkel. Den angewinkelten linken Arm stützen Sie mit der Hand an der Beckenkante.
- ✦ Sie halten den Kopf zwischen den Schultern und blicken entspannt geradeaus. Der Atem fließt frei.
- ✦ Nach etwa 1 Minute wechseln Sie die Seite.

Dauer: 2 Minuten.

Weitere Anregungen

Beine

- Lernen Sie zuerst, das vordere gestreckte rechte Bein zu einer Linie des Dreiecks zu machen. Bringen Sie Ihr Gewicht über den Unterschenkel auf die Mitte der Ferse. Strecken Sie die Großzehenseite und die Kleinzehenseite gleichmäßig lang nach vorn.
- Wie ein Ball, der zu Boden fällt und wieder zurückspringt, erzeugt das lebendige rechte Bein im Lauf der Zeit eine spürbare Gegenbewegung nach oben, wenn das Gewicht zum Boden gebracht wird. Dieser Vorgang ist von besonderer Natur: ein langsam im Hintergrund ausgelöstes Arbeiten der Haltungsfasern der Muskulatur, keine schnelle Anspannung. Es handelt sich um eine vom Fuß ausgehende Bewegung das Bein hinauf, als ob Sie eine Hose anziehen: vorn, hinten, innen, außen nach oben.
- Besonders wichtig ist die Vorderseite des Beins: Strecken Sie die vordere Linie von der Mitte des hohen Rists zum Höcker am Unterschenkelknochen, zur Sehne des Streckmuskels eine Handbreit oberhalb des Knies.
- Schieben Sie die innere Ferse zum Boden, schieben Sie von dort das innere Fußgelenk nach oben, weiterhin vom inneren Fußgelenk zum inneren Knie nach oben, und schieben Sie vom inneren Knie zur Leistengegend nach oben.

- ✦ Der obere Anfang des Oberschenkelknochens im Innern des Hüftgelenks wird über das vordere Bein zur stabilen Drehachse. Neigen Sie das Becken über diesen Drehpunkt nach rechts. Das vordere Bein geht näher zum Boden (Bewegung wie bei Asana 12). Von der Kleinzehenseite des hinteren linken Beins startend, bewegen Sie die Außenseite des linken Beins in Richtung Wand.
- ✦ Zusätzlich dreht das hintere linke Bein oben nahe am Hüftgelenk von der Innenseite über die Hinterseite nach außen. Wer nicht weiß, wie die Bewegung geht, kann einen Gürtel ganz oben um den vorderen Oberschenkel binden und dort den Oberschenkel von innen über hinten nach außen drehen.

Rumpf und Kopf

- ✦ Der Rumpf ist mit der Beckenbewegung zur Seite gekommen. Strecken Sie die rechte »Hosentasche« (= Außenseite des Beckens) parallel zum Boden Richtung Wand. Strecken Sie von der rechten »Hosentasche« die rechte Achselhöhle weg.
- ✦ Fassen Sie mit der linken Hand die linke Beckenkante, der Ellbogen ist angewinkelt. Das Ellbogengelenk zeigt möglichst waagerecht zum Boden. Der rechte Arm ist senkrecht.
- ✦ Schieben Sie die Schultern zum Brustkorb. Strecken Sie besonders die untere rechte Flanke vom Becken weg zur Seite in Richtung Achselhöhle.

- Heben Sie die linke Flanke und Brustkorbhälfte etwas nach oben, und drehen Sie den Brustkorb leicht nach hinten. Nehmen Sie den gestützten Arm mit zurück, bis nach mehreren Übungswochen der Winkel zum Rumpf 90 Grad beträgt.
- Der Kopf blickt geradeaus. Nehmen Sie den Kopf vom Hinterkopf aus leicht zurück, bis die Ohren über Wochen in der Linie »Hosentaschen« – Achselhöhlen sind.

Gedankliche Ausrichtung, innere Haltung

- Denken Sie sich ein in die rechte Leistengegend: von vorn außen über die Mitte nach hinten innen. Bereits das Eindenken wird eine leichte Bewegung auslösen.
- Betrachtet man die Linie der Füße, so tun Sie einen großen Schritt vorwärts.
- Die Augen bleiben offen. Wie von der Hinterseite der Augen beginnend richten Sie Ihren Blick hauptsächlich in den Körper. Im Inneren verknüpft er sich mit dem Tastsinn, der sich intensiviert.
- Themen und Aufgaben werden ausgebreitet wie die Arme und Beine, um sie besser wahrnehmen und verstehen zu können.
- Erleben Sie jede Sekunde der Übung, als ob Sie an einem See sitzen und den Ausblick genießen würden.

Varianten zur Erleichterung

✦ Stützen Sie den vorderen Arm auf einen Holzklotz, eventuell auf einen Stuhl. Wenn Sie sich in den ersten Tagen des Zyklus noch etwas schwach fühlen, können Sie zur Erleichterung viel Gewicht auf den Stuhl stützen.

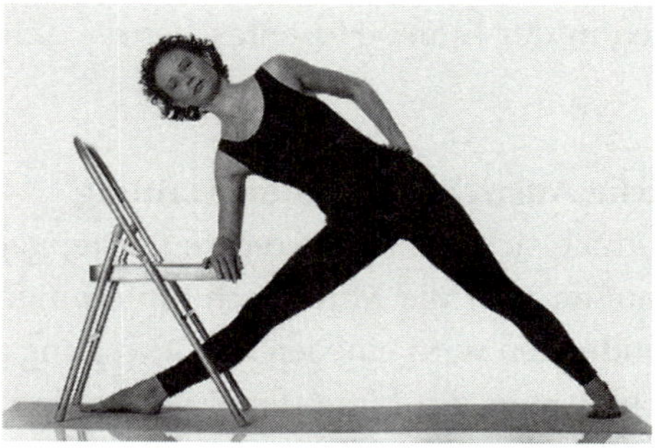

✦ Die Streckung der Flanke lernen Sie gut, indem Sie den rechten Fuß schräg gegen die Wand stellen und den linken Fuß einen großen Schritt von der Wand entfernt platzieren. Der linke Fuß steht parallel zur Wand. Winkeln Sie das rechte Hüftgelenk, schieben Sie den rechten Oberschenkel von der Wand weg, heben Sie den rechten Arm über den Fuß nach oben an die Wand. Bilden Sie mit den Fingern ein Körbchen, und berühren Sie mit den Fingerkuppen die Wand.

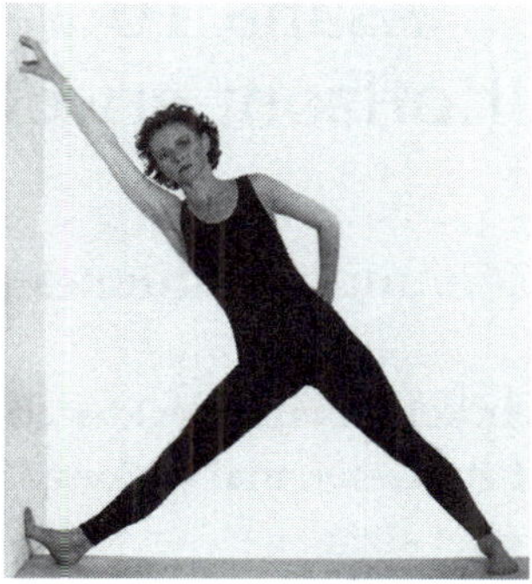

- Nachdem Sie ein halbes bis ein Jahr die oben angegebene Variante geübt haben, wird Ihnen eine weitere Variante leicht fallen: Strecken Sie jetzt den oberen Arm senkrecht in die Höhe.

Asana 16
Den Horizont erweitern

Grundidee und wohltuende Effekte

Über das abgewinkelte Bein streckt sich die Flanke und wendet sich mal zu dieser, mal zu jener Seite. Der Horizont weitet sich.

Schenkt eine gute, aufrechte Haltung. Dehnt die Körperseiten und macht sie geschmeidig. Stärkt die Beine. Strafft Taille und Hüften. Macht die Lungen weit.

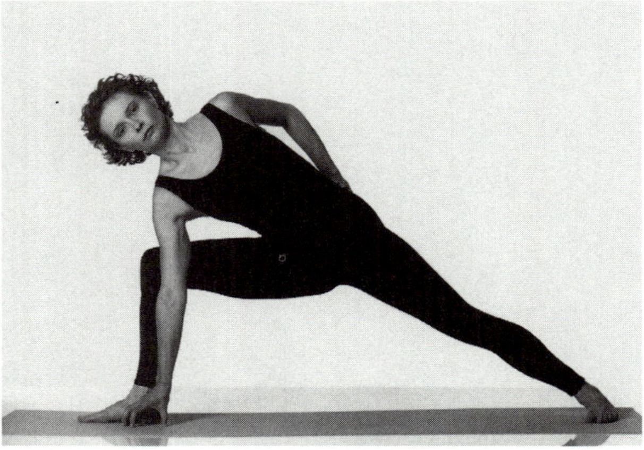

(*Utthita-parshva-kona-asana:* utthita = ausgebreitet, ausgestreckt, auch gesteigerte Aktivität; parshvam = seitlich, untere seitliche Rippen; kona = Winkel, Ecke)

So geht das Asana

- Sie stellen die linke Fußkante an die Wand und drehen das rechte Bein um 90 Grad. Dabei stellen Sie sich eine Linie von der Mitte des linken Fußes vor, die von der Wand wegführt. Sie platzieren den rechten Fuß auf diese Linie, eine große Schrittweite von der Wand entfernt (je nach Körpergröße etwa 1,30 m). Die Zehen des Fußes zeigen von der Wand weg.
- Das vordere rechte Bein wird im Knie nach rechts gewinkelt – so weit wie es ohne Überanstrengung möglich ist, bis maximal 90 Grad. Der Brustkorb dreht sich dabei nicht.
- Mit einem leichten Schwung drehen Sie das Becken und dann auch den Brustkorb zur Seite und führen die Fingerkuppen der rechten Hand an der Innenseite des rechten Fußes zum Boden. Sie stützen den angewinkelten linken Arm mit der Hand an der Beckenkante.
- Sie halten den Kopf in einer Linie mit der Wirbelsäule und blicken entspannt geradeaus. Die Atmung fließt frei. Nach 1 Minute wechseln Sie die Seite.

Dauer: 2 Minuten.

Weitere Anregungen

Füße und Beine

- Berücksichtigen Sie beim Platzieren der Füße Ihre Körpergröße und Ihr Können. Es könnte sein, dass es Ihnen erst im Verlauf von Wochen gelingt, das vordere Bein in einen 90-Grad-Winkel zu bringen: Der Unterschenkel ist dann senkrecht, der Oberschenkel waagerecht; das Knie befindet sich genau über dem Fußgelenk und der Ferse.

- ✦ Über die Mitte der Ferse bringen Sie Ihr Gewicht zum Boden. Finden Sie dort den Widerstand des Bodens und schieben Sie etwas gegen den Boden.
- ✦ Beginnen Sie die Bewegung des Beinabwinkelns an der rechten Leistengegend. Senken Sie von hier aus den Körper hinunter zur Innenseite des rechten Knies. Die Mitte des oberen rechten Unterschenkels bewegt sich dabei weg vom Körper. Ausbalanciert dazu schieben Sie die rechte »Hosentasche« über den äußeren rechten Oberschenkel zurück. Prüfen Sie, ob diese beiden Bewegungen genau ausbalanciert sind. Sie bringen die Mitte des Fußes, des Unterschenkels und die Mitte des Oberschenkels in eine Linie.
- ✦ Der obere Anfang des Oberschenkelknochens im Hüftgelenk wird über das vordere rechte Bein zur stabilen Drehachse. Halten Sie das angewinkelte Bein stabil. Neigen Sie das Becken über diesen Drehpunkt, so weit es geht, nach rechts. Der Rumpf kommt mit dem Becken nach rechts.
- ✦ Beginnend von der Kleinzehenseite des hinteren linken Beins bewegen Sie die Außenseite des Oberschenkels in Richtung Wand. Zusätzlich dreht das hintere Bein oben nahe am Hüftgelenk von der Innenseite über die Hinterseite nach außen.

Rumpf, Arme und Kopf

- Der Rumpf ist mit der Beckenbewegung zur Seite gekommen. Fassen Sie mit den Fingerkuppen der rechten Hand an den Boden, und zwar innen an der rechten Ferse. Berühren Sie leicht den Boden, und strecken Sie den Arm in Richtung Achselhöhle. Halten Sie die rechte »Hosentasche« zur rechten Achselhöhle in einer geraden Linie. Schieben Sie die rechte »Hosentasche« parallel zum Boden in Richtung Wand. Strecken Sie die rechte Achselhöhle weg von der »Hosentasche«.
- Fassen Sie mit der linken Hand die linke Beckenkante. Der Arm ist angewinkelt. Das Ellbogengelenk ist nach Möglichkeit waagerecht zum Boden.
- Schieben Sie die Schultern an die hinteren Rippen. An der linken oberen Seite ist dies für viele leichter. Verlieren Sie an der rechten unteren Seite die Streckung der Flanke dabei nicht.
- Der Kopf zeigt geradeaus. Nehmen Sie den Kopf vom Hinterkopf aus leicht zurück.

Gedankliche Ausrichtung, innere Haltung

- Finden Sie sich während der gesamten Übungsdauer in das Asana ein: Folgen Sie der Bewegungsrichtung weiter, auch wenn im Moment keine weitere sichtbare Bewegung entsteht.
- Die Augen blicken ins Weite, ohne einen Punkt zu fixieren.
- Folgen Sie dem Tempo und den Bewegungen der Atmung. Erleben Sie jede Sekunde. Falls Sie außer Atem

kommen, können Sie versuchen, sich in der Haltung mehr zu entspannen.

- Themen und Aufgaben werden ausgebreitet wie die Arme und Beine, um sie besser wahrnehmen und verstehen zu können. Im Vergleich zu Asana 15 wird die Perspektive noch erweitert. Dies hilft, zu einer genaueren Wahrnehmung und optimalen Balance zu finden.

Varianten zur Erleichterung

- Winkeln Sie den rechten Arm an, und stützen Sie sich eine Handbreit über dem Knie auf den angewinkelten Oberschenkel.

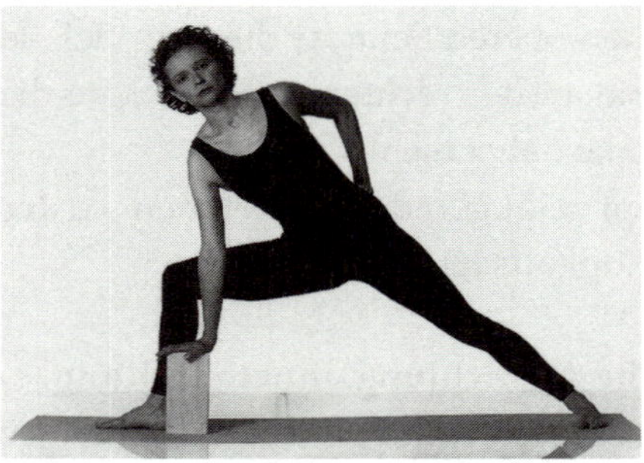

- Stützen Sie die Hand auf einen Holzklotz.
- Nach einem halben bis einem Jahr wird Ihnen die nächste Variante leicht fallen: Sie strecken den oberen Arm senkrecht nach oben.

Asana 17
Ein erster gezielter Energieeinsatz

Grundidee und wohltuende Effekte

Ein gezielter, Glück bringender Energieeinsatz, der nötig ist, um eine schwierige Situation oder eine anspruchsvolle Aufgabe zu meistern.

Lehrt, mit der eigenen Energie in Kontakt zu kommen, sie wahrzunehmen und gezielt zu verwenden. Trainiert das Standvermögen. Macht die Hüften beweglich und straff. Bringt den Brustkorb an den richtigen Platz und weitet ihn. Stärkt die Arme und entspannt die Schultern.

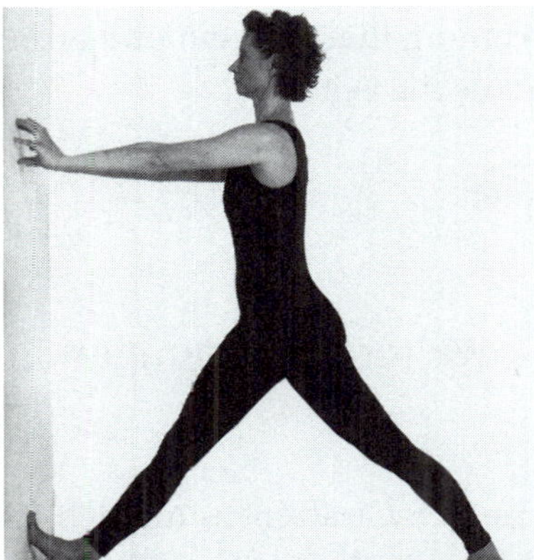

(*Vira-bhadra-asana*: vira = notwendiger Energieeinsatz, weiblich: eine Frau im besten Lebensalter mit Mann und Kindern; bhadra = gut, erfreulich, glücklich, Glück bringend)

So geht das Asana

- ✦ Sie stehen vor einer Wand und stellen die rechte Ferse vor die Wand. Die Ferse ruht auf dem Boden; die Zehen berühren die Wand in etwa 10 cm Höhe.
- ✦ Der linke Fuß ist einen großen Schritt (etwa 1,30 m) weit von der Wand entfernt. Sie drehen das linke Bein von der Wand weg, bis der Winkel zum rechten Fuß etwa 30 Grad beträgt.
- ✦ Das Becken ist ungefähr parallel, der Brustkorb genau parallel zur Wand.
- ✦ Die Hände formen Sie zu Körbchen und berühren mit den Fingerspitzen der waagerecht ausgestreckten Arme die Wand. Sie strecken die Arme von den Fingerspitzen zu den Schultern.
- ✦ Der Kopf ist aufrecht. Sie blicken entspannt geradeaus. Die Atmung fließt frei ein und aus. Wechseln Sie nach 1 Minute die Seite.

Dauer: 2 Minuten.

Weitere Anregungen

Beine

- ✦ Schieben Sie den Großzehen-und den Kleinzehenballen des rechten Fußes gleichmäßig etwas zur Wand. Stützen Sie sich auf die rechte Ferse, schieben Sie die Ferse innen und außen gleichmäßig gegen den Boden, bis Sie den Widerstand des Bodens spüren und mit diesem Widerstand die rechte »Hosentasche« etwas von der Wand weg nach hinten schieben können.

- Drehen Sie den linken Oberschenkel von hinten innen nach hinten außen, ausgehend vom Widerstand der Ferse am Boden. Bringen Sie die Außenseite des linken Oberschenkels nahe am Becken und die linke »Hosentasche« nach vorn in Richtung Wand, bis diese über Wochen etwa parallel zur Wand platziert werden kann. Schieben Sie die innere Seite des linken Oberschenkels nach hinten.

Rumpf

- Bringen Sie beide Darmbeinstacheln (vordere Hüftknochen) parallel zum Boden, und heben Sie beide etwas nach oben. Das Becken kommt dadurch in die richtige, etwas aufrechte Position; der untere Rücken wird entlastet. Orientieren Sie den rechten Beckenboden in Richtung des rechten unteren Brustkorbs. Machen Sie es genauso auf der linken Seite.
- Die Gesäßmuskeln breiten sich zur Seite aus.
- Heben Sie die unteren hinteren Rippen etwas nach hinten und oben an.
- Bringen Sie den Brustkorb genau über das Becken. Orientieren Sie den rechten unteren Brustkorb in Richtung des rechten Beckenbodens, und verfahren Sie genauso links. Das Brustbein kommt dadurch in die Mitte. Beckenboden und Brustkorb sind wechselseitig aufeinander abgestimmt.
- Strecken Sie die Arme von der Wand weg in einer geraden Linie zur Schulter.

- Die Schultern ruhen auf dem Brustkorb und sind am Rücken in Richtung Becken geschoben.

Gedankliche Ausrichtung, innere Haltung

- Der gezielte Energieeinsatz wird vorbereitet durch das Anschlagen des unhörbaren Tons (Asana 13) und das Ausbreiten der Arme und Beine (Asana 14 und 15).
- Entspannen Sie den Hals, während Sie nach vorn blicken. Wie an einem Band, das an der Krone des Kopfes befestigt ist und den Kopf zum Himmel zieht, heben Sie den Kopf etwas nach oben.
- Beobachten Sie, ob die Atmung am Boden des linken und rechten Lungenflügels sich frei bewegen kann.

Varianten zur Erleichterung

- Falls Sie Anspannung im unteren Rücken spüren, winkeln Sie die Arme etwas an. Lernen Sie, das Becken von den »Hosentaschen« aus aufrecht zu platzieren.
- Falls das Knie des linken Beins unangenehm belastet wird, drehen Sie mehr die Oberschenkel-Rückseite und weniger den Fuß. So lernen Sie das Drehen des Beins: Sie heben die linke Ferse, während der Fußballen am Boden bleibt, drehen die Ferse und auch die Hinterseite des Oberschenkels nach außen und schieben die Ferse zum Boden.
- Diese Variante wird Ihnen nach ein bis zwei Jahren Erfahrung leichtfallen: Stellen Sie die linke Ferse an die Wand, drehen Sie das linke Bein um 60 Grad, und bringen Sie damit das Becken parallel zur Wand. Drehen Sie das rechte Bein um 90 Grad. Stellen Sie

sich eine Linie von der Mitte des linken Fußes von der Wand weg vor. Stellen Sie den rechten Fuß auf diese Linie, einen großen Schritt weit von der Wand entfernt (etwa 1,30 m). Die Zehen des rechten Fußes zeigen von der Wand weg. Winkeln Sie das vordere rechte Bein, so weit wie es Ihnen ohne Überanstrengung möglich ist, bis maximal 90 Grad nach rechts an. Stützen Sie die Hände an die Beckenkanten.

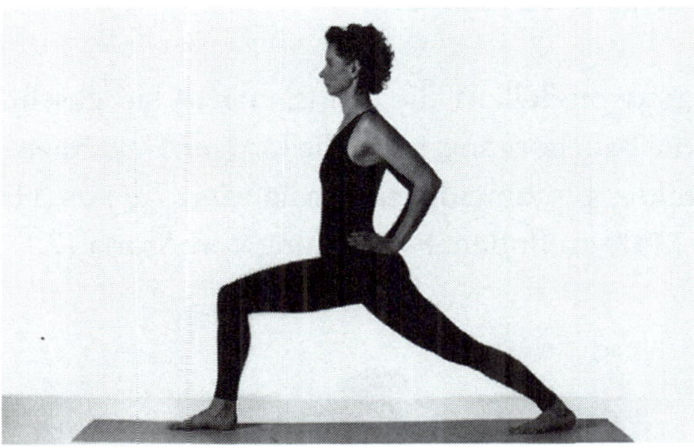

Asana 18
Ein zweiter gezielter Energieeinsatz

Grundidee und wohltuende Effekte

Ein gezielter, Glück bringender Energieeinsatz, der nötig ist, um eine schwierige Situation oder eine anspruchsvolle Aufgabe zu meistern.

Stärkt und modelliert die Beine, macht sie geschmeidig. Stärkt die Bauchorgane. Lässt die Lungen frei atmen. Macht die Flanken geschmeidig und balanciert sie aus. Hilft, die eigene Mitte zu finden. Fortsetzung von Asana 17.

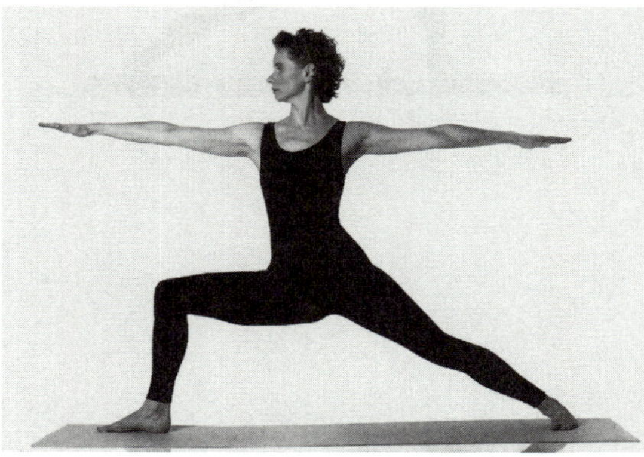

(*Vira-bhadra-asana:* wie Asana 17)

So geht das Asana

- Sie stellen die linke Fußkante an die Wand und denken sich eine Linie, die von der Mitte des linken Fußes von der Wand wegführt. Den rechten Fuß platzieren Sie auf diese Linie, indem Sie einen großen Schritt von der Wand weg machen. Beide Beine werden gestreckt. Sie winkeln dann das vordere Bein im Knie.
- Den Brustkorb halten Sie senkrecht über dem Becken (die seitlichen Linien und die Linie Schambein – Brustbein sind senkrecht).
- Den linken Arm strecken Sie nach links zur Wand, den rechten Arm nach rechts in den Raum. Strecken Sie die Arme gleichmäßig nach beiden Seiten in derselben Linie und Höhe wie die Schultern. Die Handflächen zeigen nach unten.
- Bewegen Sie die Schultern entspannt zum Brustkorb, sie ruhen sich dort aus. Die Handmuskeln und der Armstreckmuskel (Trizeps) bewältigen die Arbeit.
- Sie blicken geradeaus und atmen natürlich und frei.
- In dieser Haltung bleiben Sie etwa eine halbe bis anderthalb Minuten, dann wechseln Sie die Seite.

Dauer: 1 bis 3 Minuten.

Weitere Anregungen

Beine

- Belasten Sie die Mitte der rechten Ferse hinten mit dem Gewicht, das vom Unterschenkel kommt. Strecken Sie von diesem Punkt der Ferse leicht und gleichmäßig zur großen und zur kleinen Zehe.
- Halten Sie den rechten Fuß und den rechten Unterschenkel präzise in einer Linie.
- Beginnen Sie die Bewegung des Beinwegwinkelns an der rechten Leistengegend. Senken Sie von hier aus den Körper hinunter zur Innenseite des rechten Knies. Die Mitte des oberen rechten Unterschenkels bewegt sich dabei weg vom Körper. Ausbalanciert dazu schieben Sie die rechte »Hosentasche« über den äußeren rechten Oberschenkel zurück. Prüfen Sie, ob diese beiden Bewegungen genau ausbalanciert sind. Sie bringen die Mitte des Fußes, des Unterschenkels und die Mitte des Oberschenkels in eine Linie.
- Heben Sie den rechten Darmbeinstachel (vorderen Hüftknochen) vom rechten Oberschenkel weg nach oben. Halten Sie die tragende »Säule« Ferse und Unterschenkel stabil, und balancieren Sie das Knie zwischen innerem und äußerem Knie genau aus.
- Halten Sie beide »Hosentaschen« etwas nach innen ins Becken geschoben.
- Entspannen Sie die Mitte der rechten Wade und die Hinterseite des rechten Oberschenkels.
- Drehen Sie den linken oberen Oberschenkel von hinten nach außen.

- Schieben Sie mithilfe des Widerstands der linken Kleinzehenkante die äußere Ferse und den linken Außenknöchel Richtung Wand. Heben Sie den äußeren Oberschenkel Richtung Wand. Heben Sie den linken Innenknöchel weg von der Innenferse.

Rumpf

- Halten Sie das Becken, die Darmbeinstacheln und das Gesäß genau waagerecht zum Boden und die Flanken präzise und gleichmäßig über dem Becken. Halten Sie den Brustkorb gerade über dem Becken, sodass eine senkrechte Linie Schambein – Brustkorb entsteht.
- Schambein, Nabel, Brustbein und Nase bilden eine Linie. Orientieren Sie das Becken am Brustkorb, den Brustkorb am Becken. Versuchen Sie danach, den Brustkorb besonders hinten etwas vom Becken weg anzuheben.
- Öffnen Sie die rechte Rumpfseite nach rechts, die linke nach links. Vom Boden der linken und rechten Lunge kann eine Ausweitung zu den unteren seitlichen Rippen beginnen.
- Setzen Sie die Schultern auf den Brustkorb, die Schulterblätter rutschen dabei etwas Richtung Becken und stabilisieren den oberen Rücken.
- Bringen Sie Oberarm, Unterarm, Hand und Mittelfinger in eine Linie. Bilden Sie mit der linken Hand ein Körbchen oder bringen Sie die flache Hand an die Wand, und regulieren Sie dadurch den passenden Abstand. Strecken Sie die Arme nach links und rechts gleichmäßig aus. Strecken Sie nicht zu wenig und

nicht zu viel, sodass der rechte Arm seine eigene Streckung spürt, die Streckung des linken bemerkt und dies eine minimale Steigerung auslöst. Gehen Sie genauso links vor.

- Halten Sie den Kopf aufrecht, und blicken Sie geradeaus. Nach einigen Wochen drehen Sie den Kopf von der Mitte des inneren Brustkorbs aus langsam nach rechts. Halten Sie die linke und rechte Gesichtsseite und die Schläfen so, dass das Gesicht gerade bleibt. Blicken Sie entspannt über die rechte Hand in die Ferne.

Gedankliche Ausrichtung, innere Haltung

- Folgen Sie dem natürlichen Tempo der Atmung.
- Versuchen Sie, einen dauerhaften Fluss der Bewegung zu erreichen.

Varianten zur Erleichterung

- Wer die Richtung genau finden will, kann sich mit dem Rücken an die Wand stellen und die Ferse des hinteren Beins, die Kleinzehenseite des vorderen Fußes, den Oberschenkel des vorderen Beins, den oberen Rücken, beide Schultern, beide kleinen Finger und Oberarme und den Hinterkopf an die Wand bringen.

Asana 19
Sich seitlich ausbreiten

Grundidee und wohltuende Effekte

Den Rippen und dem unteren Brustkorb erlauben, sich sanft zu dehnen, weiter zu werden und sich seitlich auszubreiten.

Dehnt die unteren Rippen zur Seite und lässt dadurch die Lungen größer werden. Strafft die Hüften, macht die Hüftgelenke beweglicher, indem es die entsprechenden Muskeln lockert. Verlängert die Wirbelsäule, bringt sie in eine gute Form und macht sie geschmeidig. Fördert die Balance. Vertieft die Atmung und beruhigt den Kopf.

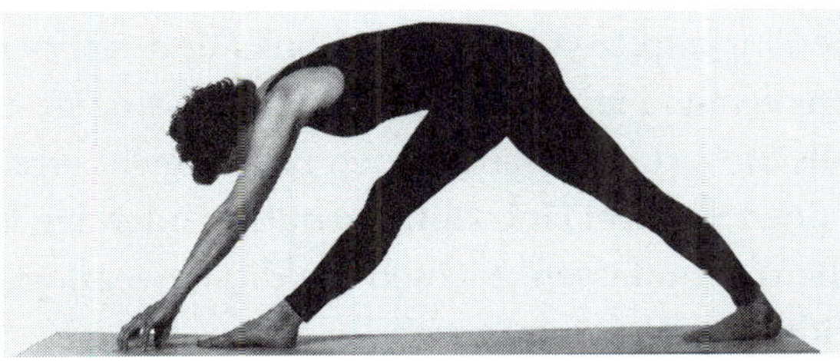

(*Parshva-uttan-asana:* parshva = untere seitliche Rippen, Flanken; ut = hoch, aufwärts, hinauf, behutsam; tan = ausgedehnt, ausgebreitet, ein ausgedehnter Ton, eine Faser oder Schnur, die lang, straff und gerade gezogen wird; uttan = gestreckt, ausgebreitet, offen; wie die Vegetation, die nach oben wächst, sich ausbreitet und öffnet; komponieren, zeigen, aufgehen, aufwärts gehen, zunehmen)

So geht das Asana

- Sie stellen die Außenseite (Kleinzehenkante) des linken Fußes an die Wand und drehen dann das linke Bein, sodass der Fuß in einem Winkel von 60 Grad von der Wand weg zeigt.
- Sie platzieren den rechten Fuß auf der von linker Ferse und linkem Bein vorgegebenen Linie einen großen Schritt nach vorn (den rechten Fuß je nach Körpergröße etwa 1,30 m von der Wand wegsetzen).
- Sie bringen das Becken parallel zur Wand, indem Sie das rechte Gesäß zurückschieben und das linke Gesäß nach links vorn schieben. Strecken Sie beide Beine.
- Sie bewegen den Rumpf Richtung rechtes vorderes Bein, indem Sie in beiden Hüftgelenken drehen und winkeln. Das Brustbein bringen Sie in dieselbe Linie wie den vorderen Fuß.
- Die Fingerspitzen bringen Sie links und rechts neben den rechten Fuß zum Boden; die Arme sind gestreckt. Falls Sie mit den Händen den Boden nicht erreichen, können Sie zwei Holzklötze benutzen oder den Unterschenkel umfassen. Richten Sie die Bewegungen auf beiden Seiten symmetrisch ein.
- Der Kopf ist zwischen den Armen. Die Augen sind offen. Der Atem fließt frei. Wechseln Sie nach 1 Minute die Seite.

Dauer: 2 Minuten.

Weitere Anregungen

Beine

- Finden Sie mit der linken Ferse Halt an der Wand. Drücken Sie die Ferse des linken Fußes gegen den Boden und die Wand, bis Sie den Widerstand des Bodens gefunden haben.
- Bringen Sie das Gewicht im rechten Bein auf die Ferse; strecken Sie den Unterschenkelknochen nahe dem Fußgelenk Richtung Hinterseite der Ferse.
- Fuß, Unterschenkel und Oberschenkel bilden eine Stütz- und Strecklinie. Halten Sie das rechte Bein stabil von der inneren Ferse bis zur Leistengegend gestreckt, und drehen Sie das linke Bein von der Innenseite über die Hinterseite nach außen.
- Schieben Sie den rechten Oberschenkel ins Hüftgelenk hoch.
- Schieben Sie den Anfang des rechten Oberschenkels nahe am Gesäß Richtung Wand, und entspannen Sie die Hinterseite des rechten Oberschenkels sowie das Gesäß.
- Drehen Sie den Anfang des linken Oberschenkels nahe am Gesäß von hinten nach außen. Schieben Sie die Innenseite des Oberschenkels und die Leiste nach hinten.

Rumpf

- Halten Sie den rechten Beckenknochen nach rechts, den linken nach links ausbalanciert.

- Das Brustbein nähert sich sanft dem rechten Fuß und der Linie in der Mitte des Beins.
- Erlauben Sie dem Brustkorb am Boden der Lungen, sich nach links und rechts zu weiten. Ist genug Spielraum vorhanden, wandern Sie mit den Fingern nach vorn – so weit, bis diese Bewegung den linken Arm mit den unteren seitlichen Rippen links verbindet. Gehen Sie genauso rechts vor.

Gedankliche Ausrichtung, innere Haltung

- Spüren Sie in Ihre Hüftgelenke hinein, und prüfen Sie, ob die Gelenke (und nicht der Rücken) der Drehpunkt sind.
- Neigen Sie sich begrüßend Ihrer rechten Seite zu, ohne die linke zu vergessen (Entsprechendes gilt, wenn der linke Fuß vorn ist). Wenn Sie sich der rechten Seite zuneigen, wird der Rücken entspannt etwas rund, ohne jedoch einen Buckel zu bilden.

Varianten zur Erleichterung

- Gehen Sie nicht so tief, bleiben Sie im Rumpf waagerecht, und legen Sie die Hände auf einen Tisch oder ein Fensterbrett. Sie können das Asana auch mit den Händen gegen die Wand machen, während die hintere Ferse in den Raum zeigt. Für Menschen, deren Hüftgelenke sich schwer bewegen lassen oder deren Rücken steif ist, ist diese Variante günstiger.

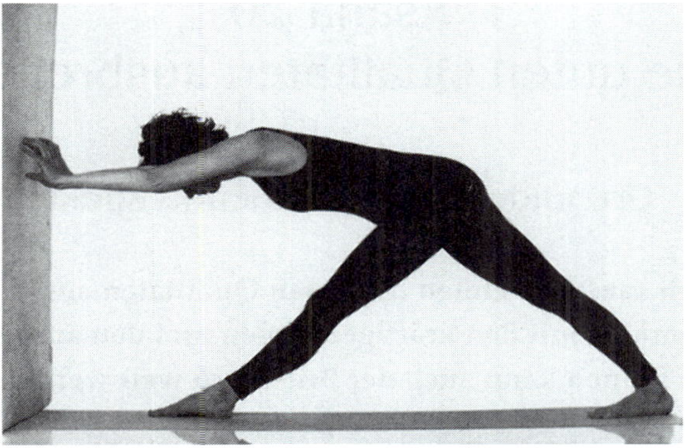

✦ Wer sich mit dem Asana leicht tut, kann sich der nächsten Aufgabe stellen, die zunächst schwieriger aussieht, aber für Geübte eine Erleichterung ist. Dazu die Hände am Rücken falten, die Kleinfingerkante zur Brustwirbelsäule legen und die Brustwirbelsäule zart in den Brustkorb schieben.

Asana 20
Die guten Qualitäten ausbreiten

Grundidee und wohltuende Effekte

Durch sanftes Dehnen die guten Qualitäten ausbreiten. Zusammen mit den kräftigen Füßen und den ausgebreiteten Beinen kann auch der Brustkorb weit werden.

Stärkt die Außenseite der Beine und entspannt die Innenseite. Verbessert die Durchblutung im ganzen Körper. Lässt die Atmung frei fließen. Verbessert Bewegungsabläufe. Erfrischt und macht munter. Schenkt allgemein Wohlbefinden.

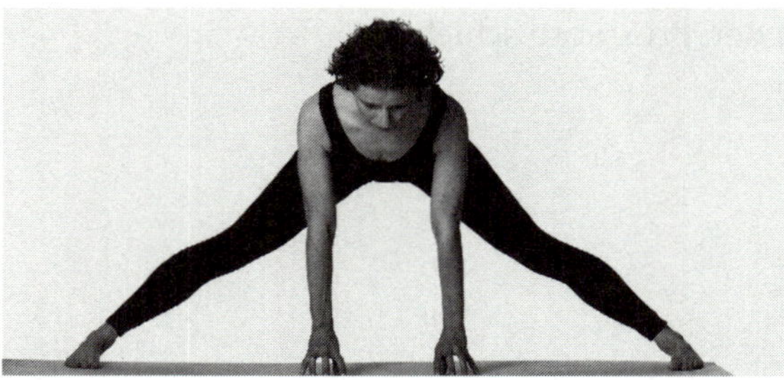

(*Prasarita-pada-uttan-asana:* prasarita = vorwärts bewegen, ausbreiten, erweitern, expandieren; pra = vorwärts, vor, voran, hervor; sara = gute, ausgezeichnete Qualität, Stärke, Kraft, Handlungsfähigkeit; pada = Fuß, Bein; uttan = gestreckt, ausgebreitet, offen; wie die Vegetation, die nach oben wächst, sich ausbreitet und öffnet; komponieren, zeigen, aufgehen, aufwärts gehen, zunehmen)

So geht das Asana

- ✦ Die Beine werden im Stehen weit auseinander gegrätscht (je nach Körpergröße etwa 1,30 m). Die Füße sind parallel; die Zehen zeigen nach vorn.
- ✦ Sie drehen über die Hüftgelenke den Rumpf in die Waagerechte. Die Fingerkuppen der leicht gewölbten Hände setzen Sie auf den Boden. Die Hände befinden sich senkrecht unter den Schultern. Alle Fingergelenke sind leicht gewinkelt. Strecken Sie von den Fingerspitzen zur Handwurzel, zum Trizeps und zur Schulter.
- ✦ Den Kopf halten Sie waagerecht und blicken zum Boden. Der Atem fließt frei.

Dauer: 1 bis 2 Minuten.

Weitere Anregungen

Beine

- ✦ Nehmen Sie die Beine so weit auseinander, dass der Rumpf in eine waagerechte Position kommt, wenn die Arme gestreckt sind.
- ✦ Bringen Sie Unterschenkel und Oberschenkel präzise in eine Linie, und verlagern Sie das Gewicht auf die Fersen.
- ✦ Schieben Sie gleichmäßig die Außenseite und die Innenseite der Fersen sowie das äußere Fußgelenk zum Boden. Sie heben die Innenseite der Fußgelenke. Die

Außenkante (Kleinzehenkante) der Füße arbeitet mehr als die Innenseite. Finden Sie mit der Mitte der Fersen den Widerstand des Bodens. Von dort aus versuchen Sie dann, die Außenseite der Oberschenkel zu aktivieren, zur Seite zu spreizen und zu heben.

- Entspannen Sie die Hinterseite der Oberschenkel, vor allem nahe dem Becken. Schieben Sie die beiden Leistengegenden gleichmäßig nach hinten.
- Drehen Sie die Oberschenkel von der Hinterseite nahe am Becken nach außen, bis die Mittellinie beider Oberschenkel nach vorn zeigt. Halten Sie diese Drehung dauerhaft, ohne das Bein sonst noch zu bewegen.

Rumpf und Arme

- Bringen Sie die Darmbeinstacheln auf eine Höhe und waagerecht zum Boden. Die »Hosentaschen« (Außenseite des Beckens) und die tiefen Gesäßmuskeln um die Hüftgelenke sind aktiviert und werden etwas angehoben.
- Strecken Sie die Achselhöhlen von den »Hosentaschen« ausgehend nach vorn. Schieben Sie die Schultern zum Brustkorb und Richtung Becken.
- Gleiten Sie mit dem Brustbein sanft nach vorn.
- Schieben Sie den Kopf in Richtung Krone.

Gedankliche Ausrichtung, innere Haltung

- Prüfen Sie, ob die Hände, Unterarme und Oberarme bis zur Mitte der Oberarmknochen nahe den Schultern exakt links und rechts eine Linie bilden, parallel sind und gleichartig eingesetzt werden.

- Prüfen Sie, ob die Beine wirklich die Hauptarbeit tun.
- Wandern Sie in Gedanken die Leisten jeweils von vorn außen über die Mitte nach hinten entlang, und beobachten Sie, ob diese Linie sich zart nach hinten verlängern kann.
- Erlauben Sie der Wirbelsäule, sich in den stabilen Rumpf zu entspannen, und verbessern Sie damit die Form von Rumpf und Wirbelsäule.

Varianten zur Erleichterung

- Beugen Sie etwas die Knie, falls die Beine sich nur schwer drehen lassen.
- Legen Sie die Handflächen oder die zur Faust geformten Hände mit dem Mittel- und Zeigefinger auf den Boden.
- Legen Sie die Hände auf ein dickes Buch oder einen Holzklotz, wenn Sie nicht leicht zum Boden kommen.

Asana 21
Den Standpunkt ausweiten

Grundidee und wohltuende Effekte

Durch sanftes Dehnen die guten Qualitäten in den Vordergrund rücken.
Den unhörbaren Ton ausweiten und ausdauernde, ruhige Kraft gewinnen.

Streckt die Beine und schenkt ihnen Energie. Dehnt sanft die Rückseite der Beine. Hilft den inneren Organen, sich zu regenerieren. Stärkt das Gehirn. Beruhigt und kühlt vor allem Kopf und Augen. Schenkt mehr Konzentration und Muskelkraft.

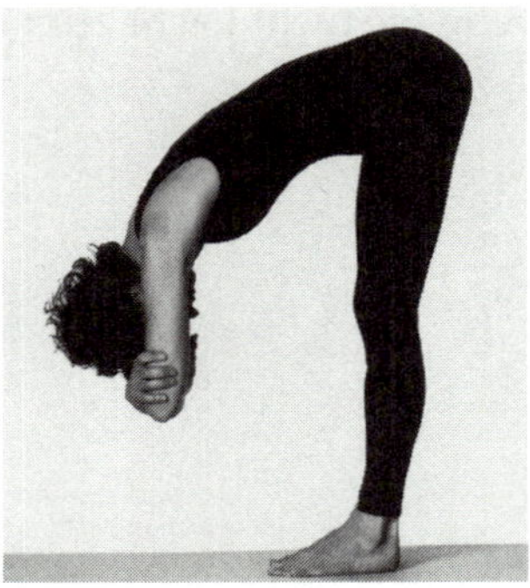

(*Uttan-asana:* ut = hoch, aufwärts, weg von; tan = ausgedehnt, ausgebreitet, ein ausgedehnter Ton, eine Faser oder Schnur, die lang, straff und gerade gezogen wird; uttan = gestreckt, ausgebreitet, offen; wie die Vegetation, die nach oben wächst, sich ausbreitet und öffnet; komponieren, zeigen, aufgehen, aufwärts gehen, zunehmen)

So geht das Asana

- ✦ Die Füße stehen hüftbreit und parallel. Auf den Fersen ruht viel Gewicht. Sie heben das Becken von den Hüftgelenken hoch und strecken die Beine.
- ✦ Sie winkeln im Hüftgelenk und senken Rumpf, Kopf und Arme nach vorn. Sie beobachten, wie dabei die Beine durch das Gewicht des Oberkörpers und Rumpfs etwas mehr an Tonus gewinnen.
- ✦ Sie kreuzen die Arme und fassen die Oberarme.
- ✦ Der Hals ist vorn und hinten entspannt. Der Kopf hängt herab. Sie blicken entspannt geradeaus. Der Atem fließt frei.

Dauer: 1 bis 2 Minuten.

Weitere Anregungen

Beine

- ✦ Verteilen Sie das Gewicht gleichmäßig auf beide Füße.
- ✦ Suchen und finden Sie den Widerstand des Bodens. Beginnen Sie bei den Füßen, indem Sie die Fersen gleichmäßig gegen den Boden schieben. Strecken Sie gleichmäßig von den Fersen zu den Zehen.
- ✦ Schieben Sie die Innenseite der Fersen zum Boden. Heben Sie das innere Fußgelenk nach oben. Heben Sie vom inneren Fußgelenk zur Leistengegend nach oben. Beginnen Sie mit etwa 80 bis 90 Prozent gestreckten

Beinen, und kommen Sie über Wochen zu 100 Prozent, indem Sie zusätzlich vom hohen Rist zum Knie und zum Oberschenkelstrecker strecken. Die Hinterseiten der Beine rutschen behutsam auseinander.

- ✦ Winkeln Sie zunächst die Knie an, und schieben Sie die Oberschenkel etwas zur Außenseite, um die Oberschenkelmitte genau über die Mitte des Fußes und des Unterschenkels zu bringen. Es kann einige Monate dauern, bis die Muskelbalance hergestellt ist und die Beine parallel sind.
- ✦ Entspannen Sie die Hinterseite der Oberschenkel, vor allem nahe am Gesäß, erreichen Sie die Gesäßmuskeln.

Rumpf und Kopf

- ✦ Entspannen Sie den Rücken und den Brustkorb hinten, vorn und in den Flanken links und rechts. Erlauben Sie insbesondere dem unteren Brustkorb, sich entspannt zu weiten.
- ✦ Lassen Sie den Kopf in Richtung Krone herabhängen; entspannen Sie Hals und Gesicht, Kehle und Mundraum.

Gedankliche Ausrichtung, innere Haltung

- Beobachten Sie, ob die Beine sich in direkter Rückkoppelung gegen den Widerstand des Bodens etwas Richtung Decke heben. Diese Bewegung der Beine ist die Basis des Asanas. Die Beine können aus eigener Aktivität zwischen Boden und Hüftgelenken wie eine Spiralfeder auseinandergehen, ohne dass Sie sie strecken. (Wenn Sie eine Kugelschreiberfeder zwischen Daumen und Zeigefinger etwas zusammengedrückt halten, können Sie diese Eigendynamik der Feder spüren.)
- Richten Sie die Konzentration auf die Leistengegend, von vorn außen über die Mitte nach hinten. Prüfen Sie, ob der von den Hüftgelenken gestützte Rumpf sich um die entspannte Leistengegend bewegt: die Leistengegend geht nach hinten und synchron dazu der Rumpf nach vorn.
- Entspannen Sie den Bauchraum zart in den Beckenboden, zur Wirbelsäule und zur Seite. Das Hängen ist ein sanfter Vorgang.
- Die Wirbelsäule bekommt eine bananenartige Rundung. Sie kann in der Länge expandieren und eine gute Form finden.

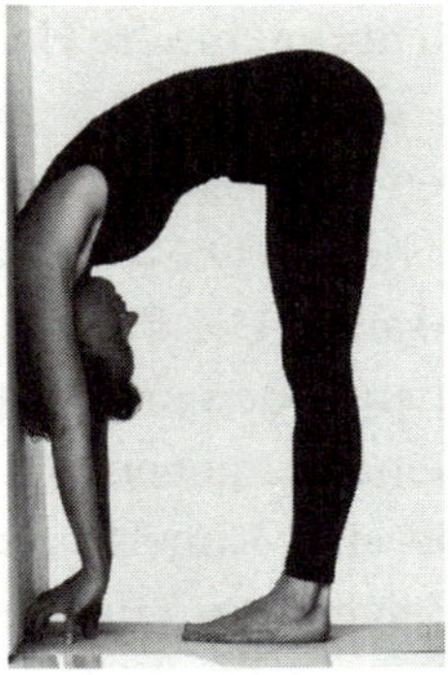

Varianten zur Erleichterung

- ✦ Stellen Sie sich vor eine Wand. Bringen Sie die Mittelfinger der zu Körbchen gewölbten Hände nahe an der Wand zum Boden. Strecken Sie die Arme von dort aus. Berühren Sie mit den Schultern und eventuell dem oberen Rücken die Wand. Platzieren Sie die Beine unter dem Becken.
- ✦ Winkeln Sie die Knie an, um zumindest das Becken in die Waagerechte zu bringen und so die Lendenwirbel.

Asana 22
Kopf und Knie

Grundidee und wohltuende Effekte

Das Knie des gewinkelten Beins bewegt sich entgegengesetzt zum vorderen Bein.
Der Kopf und das Knie finden ihren Ort.

Trainiert das Becken und die aufrechte Sitzhaltung. Stärkt die Arme. Tonisiert jedes der Beine auf individuelle Weise. Hilft den inneren Organen, zu ihrer Normalfunktion zu finden. Aktive Variante von Asana 7.

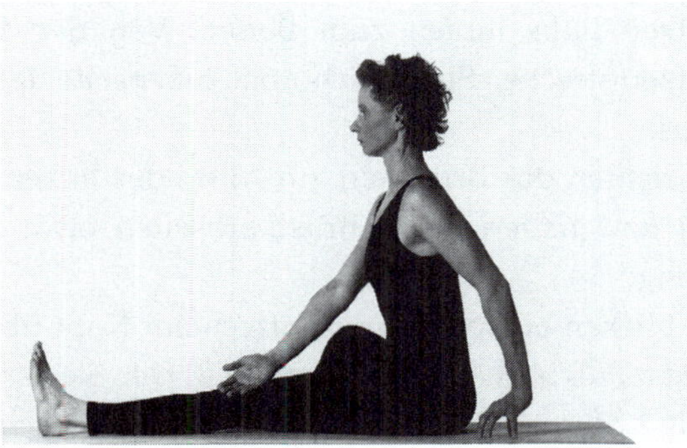

(*Janu-shirs-asana:* janu = Knie; shirs = oberer, vorderer Teil, auch der Kopf)

So geht das Asana

- ✦ Sie sitzen gleichmäßig auf beiden Gesäßhälften, beide Beine sind parallel.
- ✦ Der linke Fuß ist gerade ausgerichtet; die Zehen zeigen nach oben. Das rechte Bein winkeln Sie nach hinten.
- ✦ Den rechten Fuß legen Sie nahe zur rechten Leiste und bringen ihn in Kontakt mit ihr.
- ✦ Sie halten den Brustkorb über dem Becken.
- ✦ Den gestreckten rechten Arm legen Sie am Handgelenk seitlich auf den linken Oberschenkel; die Hand ist locker.
- ✦ Sie winkeln den linken Arm etwas an und legen die Hand, zu einem Körbchen geformt, mit den Fingerspitzen links hinten zum Boden. Von den Fingerspitzen strecken Sie in Richtung Außenseite des Oberarms.
- ✦ Sie richten das Brustbein zur Mitte des linken Fußes aus und halten beide Brustkorbseiten etwa gleichmäßig.
- ✦ Sie blicken entspannt mit aufrechtem Kopf über den linken Fuß hinweg. Der Atem fließt frei. Sie verweilen 1 bis 2 Minuten in dieser Haltung und wechseln dann die Seite.

Dauer: 2 bis 4 Minuten.

Weitere Anregungen

Beine

- ✦ Bringen Sie Ihre Aufmerksamkeit zum linken Hüftgelenk. Stabilisieren Sie das ausgestreckte Bein, indem Sie den ganzen Fuß (Ferse, Kleinzehenseite, Großzehenseite) von sich wegschieben. Fuß und Bein sind in einer Linie. Die Ferse bleibt bei dieser Vorwärtsbewegung am Boden, die Wade entspannt sich flächig.
- ✦ Beim angewinkelten Bein berühren sich Wade und Oberschenkel so entspannt und kompakt, dass sich die Entspannung steigert.
- ✦ Legen Sie den rechten Fuß auf den Fußrücken, die Ferse zeigt etwas nach oben, Fuß und Unterschenkel liegen lässig am Boden. Das Gewicht ruht rechts auf dem rechten Gesäß, nicht am Fuß.
- ✦ Sitzen Sie gleichmäßig auf linker und rechter Gesäßhälfte.

Rumpf und Arme

- ✦ Schieben Sie die linke »Hosentasche« etwas zum Boden, bis Sie mit dem linken Hüftgelenk den Widerstand des Bodens finden, und heben Sie den Boden des linken Brustkorbs von dort aus etwas nach oben und links weg.
- ✦ Stimmen Sie das linke Becken und den linken Brustkorb aufeinander ab.
- ✦ Lassen Sie beide Schultern gleichmäßig auf dem Brustkorb ruhen. Spüren Sie dabei die Aktion des Trizeps beider Arme.

Gedankliche Ausrichtung, innere Haltung

- ✦ Gehen Sie in Gedanken die Linie der linken Leistengegend durch: von vorn oben über die Mitte nach hinten unten. Je besser dies gelingt, desto leichter können Sie die Innenseite des Beins zur Ferse strecken.
- ✦ Vom Oberschenkel aus vergrößern Sie über Wochen den Winkel im Hüftgelenk und zum ausgestreckten Bein. Dadurch wird es auch immer leichter, die rechte Ferse nahe zur Leiste zu legen. Geben Sie der rechten Leistengegend die Tendenz, sich nach hinten zu bewegen. Entspannen Sie von der rechten Leistengegend zur Innenseite des rechten Knies und zur Fußsohle.

Varianten zur Erleichterung

- ✦ Lassen Sie etwas Luft zwischen rechtem Ober- und Unterschenkel, wenn Sie Druck oder Ziehen in der Innenseite spüren (Entsprechendes gilt, wenn Sie das linke Bein anwinkeln).
- ✦ Sitzen Sie auf ein oder zwei Decken etwas höher.
- ✦ Stützen Sie das angewinkelte Bein mit einer gerollten Decke unter Ober- und Unterschenkel.

Asana 23
Sich wie ein Lichtstrahl ausrichten

Grundidee und wohltuende Effekte

Die Mittellinie des Brustbeins wie einen Lichtstrahl nach vorn richten – mit freiem Brustkorb und Lungen, die etwas vom Bauchraum wegheben.

Massiert die Bauchorgane, die gut durchblutet werden und ihren Platz finden. Stärkt die Funktionsfähigkeit der Bauchorgane. Reguliert eine zu starke Monatsblutung. Stimuliert den Beckenboden und hilft auch bei der Rückbildung. Entspannt und tonisiert den Rücken und die Nerven. Wirkt beruhigend und ist erholsam.

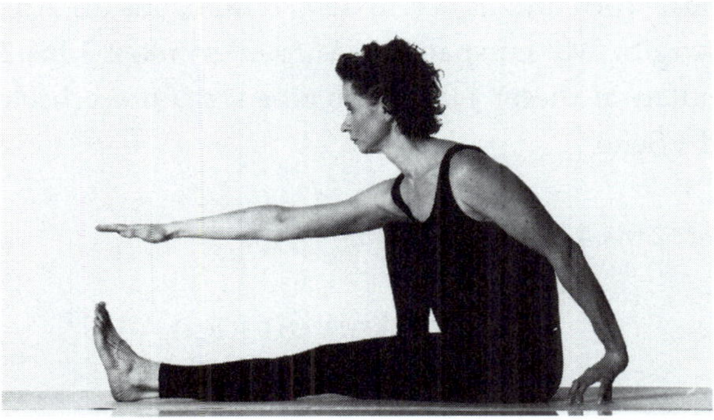

(*Marichi-asana:* marichi = Name eines Weisen, ein Lichtstrahl, strahlend)

So geht das Asana

- Sie sitzen mit gestreckten Beinen gleichmäßig auf beiden Gesäßhälften und winkeln das rechte Knie an, sodass es zur Decke zeigt. Der rechte Unterschenkel ragt senkrecht nach oben; der rechte Fuß liegt flach auf dem Boden.
- Die linke Hand platzieren Sie links seitlich etwas hinter dem Becken auf den Fingerkuppen und halten den Ellbogen dabei angewinkelt.
- Die rechte Hand und den rechten Arm strecken Sie in einer Linie parallel zum Boden und zum linken Bein in der Luft nach vorn aus, so weit es ohne große Anstrengung möglich ist. Sie nehmen mit dem rechten Arm den rechten Brustkorb und Rücken mit nach vorn und ziehen zart an der rechten Lunge.
- Sie blicken über den ausgestreckten Arm entspannt nach vorn und atmen in dem Tempo, das die Atmung vorgibt. Mit entspannter Aufmerksamkeit 1 bis 2 Minuten in dieser Haltung bleiben, dann wechseln Sie die Seite.

Dauer: 2 bis 4 Minuten.

Weitere Anregungen

Beine

- Strecken Sie das linke Bein zwischen Ferseninnenseite, innerem Knie, innerem Oberschenkel und hinterer Leistengegend zart auseinander.

- Strecken Sie die Außenseite des linken Beins zwischen äußerer Ferse und »Hosentasche«.
- Schieben Sie den linken Unterschenkelknochen vom Knie weg in Richtung Ferse und den Oberschenkelknochen vom Knie weg in das Becken. Entspannen Sie – angeregt durch die entspannte Hinterseite des rechten Beins – die Hinterseite des linken Beins zwischen Ferse und Gesäß. Die Vorderseite des Oberschenkels nahe am Knie behält den normalen Strecktonus.
- Prüfen Sie, ob die Mittellinie des rechten Fußes zum rechten Sitzhöcker zeigt und parallel zum linken Bein ist.
- Der Kopf des Knies (der oberschenkelnahe Teil) bewegt sich nach hinten, das rechte Gesäß bleibt stabil am Boden.
- Wade und Hinterseite des rechten Oberschenkels berühren sich in so einer Qualität, dass beide kompakt aneinanderlehnen und sich gegenseitig unterstützen, um sich zu entspannen.
- Bringen Sie den rechten Oberschenkel und die seitlichen Rippen bis zur rechten Achselhöhle kompakt zusammen. Schieben Sie dazu die äußere rechte Ferse gegen den Boden. Heben Sie mit dem Widerstand des Bodens das äußere rechte Knie.
- Balancieren Sie die rechte und die linke Brustbeinseite aus. Entspannen Sie die seitlichen freien Rippen zur Seite und nach vorn.

Gedankliche Ausrichtung, innere Haltung

- Das Asana ist vergleichbar mit dem Aufenthalt in einem abgedunkelten Raum in der Sommerhitze, in den durch einen Spalt noch etwas Licht fällt.
- Die Hauptarbeit wird in der rechten Hand und im rechten Trizeps getan. Die rechte Schulter und der rechte Rücken können sich entspannen (Entsprechendes gilt, wenn Sie mit der linken Hand usw. üben). Ziehen Sie mit dem rechten Arm über die Schlüsselbeinlinie das Brustbein leicht nach vorn, und prüfen Sie, ob das Schambein und das Brustbein in einer Linie parallel zum Arm sind. Erreichen Sie das Innere des rechten Rumpfs zwischen Hüftgelenk, rechtem Brustkorbbodenzentrum und rechter Lungenspitze/Zentrum der oberen Rippe. Dies ist Ihr »Lichtstrahl«.
- Vertiefen Sie das Asana, indem Sie mit dieser Bewegung des Arms auch die rechte Lungenpartie zu erreichen versuchen und zart nach vorn und oben ziehen, dies entspricht dem Flankenlift. Strecken Sie die Flanken auf beiden Seiten und aktivieren Sie die seitlichen Muskeln. Erweitern Sie die Erlebensintensität dieses Asanas, indem Sie zusätzlich das Innere des Brustraums etwas vom Bauchraum wegheben, wodurch beide sich weiter entspannen: der Brustraum auseinandergehend und der Bauchraum leicht nach innen gehend.
- Richten Sie sich 1 bis 2 Minuten in dieser Weise aus, und warten Sie, bis durch die beschriebene richtige Haltung und Ausrichtung eine Lockerung entsteht, wodurch Sie weiter nach vorn kommen. Dies ist die »Frucht« Ihrer Bemühungen.

Varianten zur Erleichterung

- ✦ Vergrößern Sie beim aufgestellten Bein den Abstand zwischen Becken und Ferse, falls besonders die Muskeln, die das Hüftgelenk bewegen, nicht locker genug sind.
- ✦ Legen Sie die Hand auf einen Stuhl, den Sie vor sich stellen, oder legen Sie den Arm auf das aufgestellte Knie.

Asana 24
Sitzen im weiten Winkel mit aktiven Armen und Beinen

Grundidee und wohltuende Effekte

Sitzen im weiten Winkel mit ausgebreiteten Beinen und aktiven Armen. Sich in seiner schönen Ecke, dem Becken, bequem einrichten.

Entspannt und tonisiert die Beine und Arme. Erleichtert den Blutfluss in Becken, Uterus und Darm. Aktiviert Ausscheidungsvorgänge. Trägt dazu bei, dass die Menstruation sich reguliert. Ist die aktive Variante von Asana 1 und 8.

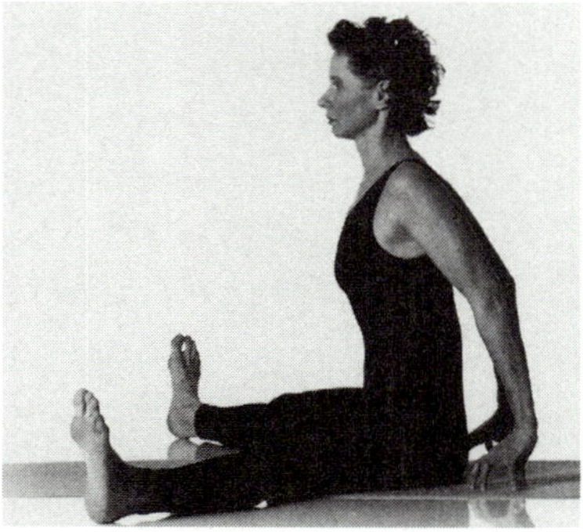

(*Upavishtha-kona-asana:* wie Asana 1)

So geht das Asana

- ✦ Sie sitzen mit ausgestreckten Beinen gleichmäßig auf beiden Gesäßhälften.
- ✦ Die ausgestreckten Beine spreizen Sie lässig und mühelos auseinander.
- ✦ Die Arme winkeln Sie etwas an, bilden mit den Fingern ein Körbchen und bringen sie seitlich etwas hinter das Becken. Sie finden für die Arme dort einen guten Platz und berühren mit den Fingerkuppen den Boden.
- ✦ Rumpf und Kopf sind entspannt und aufrecht. Sie blicken mit offenen Augen entspannt nach vorn. Sie erlauben der Atmung, sich frei zu bewegen.

Dauer: 1 bis 3 Minuten.

Weitere Anregungen

Beine

- ✦ Prüfen Sie, ob die Füße gerade sind und die Rückseiten der Fersen am Boden liegen. Verbessern Sie, wenn nötig, die Stellung durch eine leichte Drehung der Oberschenkel nahe am Becken von der Hinterseite zur Außenseite nach oben.
- ✦ Entspannen Sie die am Boden liegende Hinterseite der Beine mehr und mehr. Das Gewicht senkt die Beine zum Boden, Muskeln und Haut der Hinterseite breiten sich aus. Die Vorderseite der Oberschenkel bleibt aktiv, wie sie ist.

Arme und Rumpf

- ✦ Mit den Fingerkuppen berühren Sie leicht den Boden. Sie stützen sich nur wenig ab und strecken die gewölbten Finger in Richtung Ellbogen und etwas darüber hinaus zum Anfang des Trizeps.
- ✦ Achten Sie auf eine möglichst senkrechte Linie von der linken »Hosentaschen«-Gegend hinauf zur Brustkorbseite der linken Achselhöhle. Das Gleiche gilt für die rechte Seite. (Dies ist eine geeignetere Vorstellung als »gerade sitzen«, da der Rücken durch den Gedanken »gerade sitzen« unnötig stark aktiviert wird und sich verkrampft.) Die Muskeln der Rumpfseiten sollen die Arbeit des Aufrichtens leisten.
- ✦ Richten Sie Becken und Brustkorb aufeinander aus. Schieben Sie die »Hosentaschen« zum Boden, und heben Sie mit dem Widerstand des Bodens die Achselhöhlen.
- ✦ Erlauben Sie den linken unteren Rippen, sich entspannt zur Seite nach links zu bewegen. Das Gleiche gilt für die rechte Seite. Prüfen Sie, ob beide Entspannungsbewegungen gleichartig sind.
- ✦ Schieben Sie die Schultern nach hinten hinunter; sie ruhen entspannt auf dem Rumpf. Wenn es gut klappt, lösen Sie dadurch im Brustkorb eine leichte Aufwärtsbewegung aus.

Gedankliche Ausrichtung, innere Haltung

- ✦ Seien Sie aufnehmend, empfänglich und entspannt aufmerksam. Fühlen Sie sich in den ganzen Körper ein, vor allem in die inneren Organe des unteren

Bauchraums. Unterbauch, Beckenboden und Leistengegend sollen sich beim Sitzen möglichst angenehm und gelöst anfühlen. Berühren Sie mit Ihrer Aufmerksamkeit diese Körperzonen leicht und entspannt, und lassen Sie sich von diesen Körperzonen berühren. Beobachten Sie, ob Sie würdevoll und gewichtig sitzen.

- Versuchen Sie, mit den Gedanken die Außenseiten der Oberschenkel und die Kleinzehenkanten zu erreichen. Denken Sie sich eine ständige Abspreizbewegung, ohne weiter auseinander zu spreizen. Gelingt dies, so wird es noch leichter, die Innenseiten der Oberschenkel und die Leisten zu entspannen.
- Lenken Sie die Aufmerksamkeit zur linken Leistengegend. Fühlen Sie sich dort ein. Erlauben Sie, dass sich diese Leistengegend von vorn über die Mitte nach hinten nun entspannt. Berühren Sie dann in Gedanken das linke Bein von der Innenseite des linken Oberschenkels bis zur inneren linken Ferse mit der Absicht, diese Körperregion zu entspannen. Entspannen Sie gleichzeitig den linken inneren Beckenraum. Gehen Sie genauso auf der rechten Seite vor.
- Die Augen sind geöffnet. Richten Sie den Blick entspannt und weich nach vorn, als ob Sie ein Gegenüber anschauen würden (ohne einen Punkt zu fixieren).
- Blicken Sie, wie von der Hinterseite der Augen beginnend, zusätzlich nach innen. Steigern Sie so die Körperwahrnehmung. Ihr Körper und Ihre Aufmerksamkeit bleiben während der ganzen Übung in entspannter Dauerbewegung.

Varianten zur Erleichterung

- ✦ Stützen Sie sich am Boden mit den Handflächen oder den Fäusten auf.
- ✦ Verwenden Sie einen Stuhl, ein Polster oder einen Gürtel wie bei Asana 1 und 8, um das Asana zur linken und zur rechten Seite zu üben.

Asana 25
Die Rückseite zart ausbreiten

Grundidee und wohltuende Effekte

Die Rückseite des Rumpfes, der Beine und Arme wird sanft ausgestreckt. Die Stärke von Armen und Beinen wird entdeckt und ausbalanciert, um sich zu erholen.

Fördert die Durchblutung. Massiert die inneren Organe; reguliert deren Funktion. Wirkt nach Anstrengungen regenerierend. Erfrischt, balanciert und erholt Wirbelsäule, Lungen, Herz und Bauchorgane. Beruhigt Herz und Kopf. Stärkt allgemein die Sexualorgane. Führt zu einem genussvollen, ausgeglichenen Sexualleben.

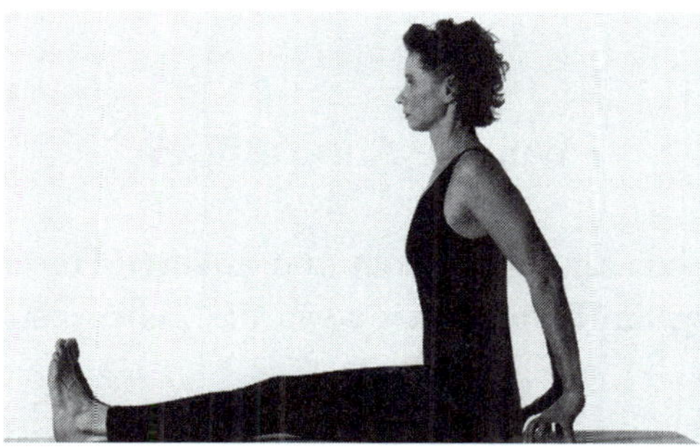

(*Pashchimottan-danda-asana:* pashchima = hinten, später, danach, am Ende, der Westen; es ist verbunden mit dem Sonnenuntergang, dem Ende des Tages, den letzten Dingen; uttan = gestreckt, ausgebreitet, offen, wie die Vegetation, die nach oben wächst, sich ausbreitet und öffnet; danda = Stab, Stock, Stiel, gerechte Verteilung)

So geht das Asana

- ✦ Sie sitzen gleichmäßig auf beiden Gesäßhälften. Die Beine sind parallel.
- ✦ Sie legen die Füße hüftbreit auseinander und schieben sie nach vorn. Sie strecken – ausgehend von den Leisten – die Innenseiten der Oberschenkel entlang zu den inneren Fersen.
- ✦ Die etwas angewinkelten Arme geben Sie seitlich hinter das Becken und suchen sich einen guten Platz für die Hände. Die Fingerkuppen berühren den Boden.
- ✦ Sie schieben die Schultern am Rücken zum Becken hinunter, ohne den Brustkorb vorzuschieben. Den Kopf halten Sie aufrecht und blicken entspannt nach vorn. Der Atem fließt frei.

Dauer: 2 bis 3 Minuten.

Weitere Anregungen

- ✦ Schieben Sie die inneren und äußeren Fersen gleichmäßig am Boden nach vorn; die Zehen zeigen nach oben.
- ✦ Drehen Sie die Oberschenkel nahe am Gesäß von ihren Hinterseiten so weit nach außen, bis die Beine genau parallel sind.
- ✦ Entspannen Sie die Hinter- und Innenseiten der Beine. Die Außen- und Vorderseiten der Oberschenkel bleiben aktiv.

- Bewegen Sie die Leistengegend von der äußeren über die mittlere zur hinteren Leistengegend leicht nach hinten. Der Beckenboden geht leicht nach oben. Das Gesäß entspannt sich nach links und rechts zu den »Hosentaschen«, ebenso breitet es sich zwischen dem Anfang der Oberschenkel und der Beckenkante aus und strafft sich um die Hüftgelenke.
- Hosentaschen« und Achselhöhlen sind auf einer senkrechten Linie. Schieben Sie von den »Hosentaschen« gegen den Boden, bis Sie den Widerstand spüren. Heben Sie mit dem Widerstand des Bodens die Achselhöhlen nach oben. Die auf dem Brustkorb liegenden Schlüsselbeine gehen zur Seite: linkes Schlüsselbein nach links, rechtes Schlüsselbein nach rechts. Das Brustbein hebt sich leicht.

Gedankliche Ausrichtung, innere Haltung

- Die Rückseite von Rumpf, Armen und Beinen ist der Westen (die Himmelsrichtung der untergehenden Sonne) des Körpers. Dieses Asana sollten Sie in einer »Feierabendstimmung« der Ruhe und Entspannung durchführen, bzw. das Asana bringt Sie in eine Feierabendstimmung. Der Osten des Körpers, das heißt die Vorderseite des Körpers, steht hier nicht im Mittelpunkt.
- Die Arme und Beine, die auch am Ende des Tages noch stark sind, während die inneren Organe in Feierabendstimmung sein können, bilden den Ausgangspunkt dieses Asanas.

- Das Gewicht kommt über die Oberschenkel zum Boden. Die Seiten strecken sich nach oben. Der Rücken hat dadurch »Feierabend«: Ziel ist es, am Rücken kein Gewicht und keine Anstrengung mehr zu fühlen.
- Die Dauerbewegung der Atmung ist wie eine Massage für die inneren Organe, für die Innenseiten der Wirbelsäule sowie der Rippen und des Brustbeins und für das Innere des Beckens.

Varianten zur Erleichterung

- Legen Sie ein bis zwei Decken unter das Gesäß, um etwas höher zu sitzen.
- Stützen Sie sich auf die Handflächen oder die Fäuste.
- Wenn nach drei Jahren der Brustkorb seine Form gewonnen hat, die Muskeln der Hinterseite der Beine locker geworden sind, die Fersen vom Körper weggeschoben werden können und vieles mehr erreicht ist, wird es leicht möglich sein, die Hände zu den Füßen zu bringen und die einzelnen Aspekte weiter zu steigern. Zu früh sollten Sie damit nicht beginnen.

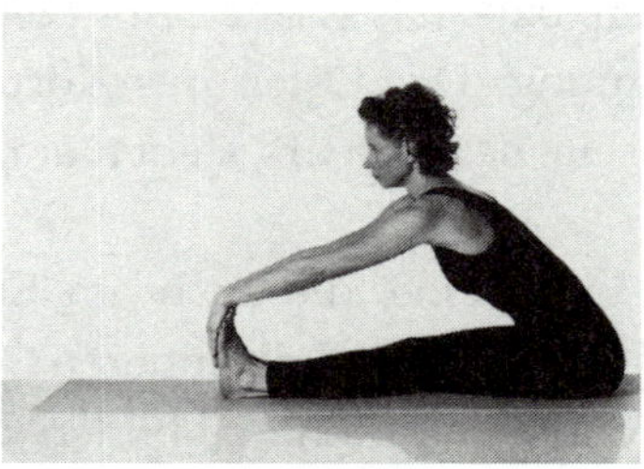

Asana 26
Die Rückseite in anderer Lage ausbreiten

Grundidee und wohltuende Effekte

Die Rückseite des Rumpfes, der Beine und Arme wird sanft ausgestreckt. Die Stärke von Armen und Beinen wird intensiv wahrgenommen und ausbalanciert, um Erholung zu finden.

Löst Verspannungen in den Muskeln, die die Hüftgelenke umgeben. Stützt die Organe des unteren Bauchraums. Entspannt die untere Wirbelsäule und die Leisten. Lockert den Schultergürtel. Stärkt die Beine und Arme und fördert die Balance. Ist die schwierigere Variante von Asana 25 und 28.

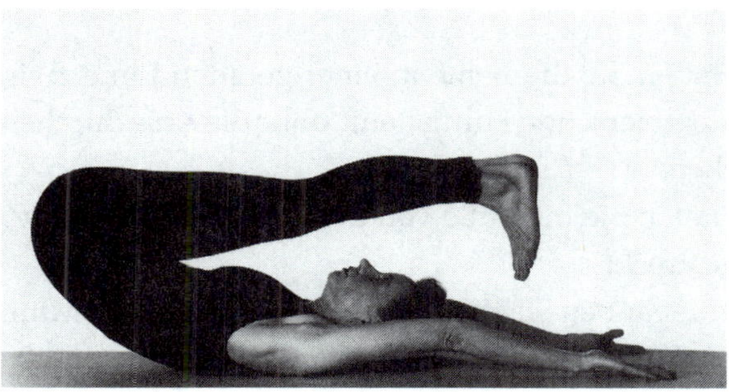

(*Urdhva-mukha-pashchimottan-asana. Pashchimottan-asana* = vgl. Asana 25; urdhva = nach oben gerichtet; mukha = Gesicht)

So geht das Asana

- Sie liegen auf dem Rücken und strecken die Hände über den Kopf am Boden entlang vom Rumpf weg.
- Sie heben gleichzeitig beide gestreckte Beine in die Höhe und über den Rumpf. Sie halten die Beine parallel zum Boden.
- Sie balancieren mit den Beinen und entspannen den Rücken in Richtung Boden.
- Die Oberschenkel schieben Sie mit wenig Kraftaufwand ins Becken, verwurzeln die Oberschenkel im Hüftgelenksteil des Beckens und schieben dadurch das Becken vom Brustkorb weg.
- Die Augen sind geöffnet. Der Atem fließt frei.

Dauer: 1 bis 5 Minuten.

Weitere Anregungen

- Halten Sie die Beine in einer geraden Linie zwischen Fußgelenk und Hüftgelenk, ohne die Knie durchzudrücken.
- Halten Sie die Füße von den Fersen bis zu den Zehen gestreckt.
- Entspannen Sie die Waden besonders in der Mitte und die Hinterseite der Oberschenkel bis zum Gesäß.
- Lockern und entspannen Sie die großen Gesäßmuskeln und aktivieren Sie die tiefen Gesäßmuskeln, in-

dem Sie die waagerechten Oberschenkel in Richtung Hüftgelenk und die Unterschenkel zu den Fersen schieben.

Arme und Rumpf

- Stabilisieren Sie die Haltung mit den Armen. Halten Sie die Arme mit geringem Aufwand über dem Kopf am Boden. Die Arme sind zwischen den Schultern und Fingerspitzen gestreckt.
- Balancieren Sie das Gewicht auf den Schultern und dem oberen Rücken links und rechts gleichmäßig.
- Balancieren Sie zwischen den Beinen und den Armen sorgfältig aus, bis die Aktivitäten genau zusammenpassen. Stabilisieren Sie diesen Zustand, sodass er Ihnen mehr Entspannung im Rumpf, Hals und Kopf ermöglicht.

Gedankliche Ausrichtung, innere Haltung

- Prüfen Sie, ob die waagerechten Beine stabil sind und wie eine Boje etwas Auftrieb haben. Ausgelöst dadurch können das Becken und der untere Rücken in Richtung Boden sinken.
- Erlauben Sie den Lungen, besonders dem Boden der Lungen, sich zu weiten. Das heißt, erlauben Sie den Rippen, sich vom Brustbein aus zur Seite zu weiten. Das Brustbein kann frei und entspannt einen Platz finden.

Varianten zur Erleichterung

- ✦ Da dieses Asana für viele Anfänger nicht geeignet ist, könnten auch Sie damit überfordert sein. Sie sollten dann erst nach Monaten der Erfahrung mit den anderen Asanas damit beginnen.

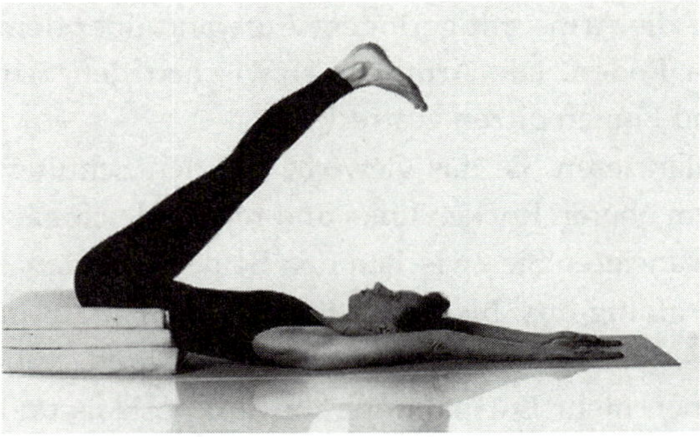

- ✦ Legen Sie Decken unter das Becken, bis Sie eine Ihnen angenehme Höhe erreichen, probieren Sie verschiedene Höhen aus und verändern Sie die Decken über Wochen, bis Sie von einer passiveren zu einer immer aktiveren Durchführung des Asanas übergehen können.

Asana 27
Liegen mit aktivem Bein

Grundidee und wohltuende Effekte

Liegen mit unterschiedlich aktiven Beinen.

Trainiert die Beine, sodass gleichzeitig ein Bein arbeiten und das andere sich entspannen kann. Lockert die Muskeln um die Hüftgelenke. Entspannt den unteren Rücken und die Leisten. Hilft, den Brustkorb auf das Becken abzustimmen.

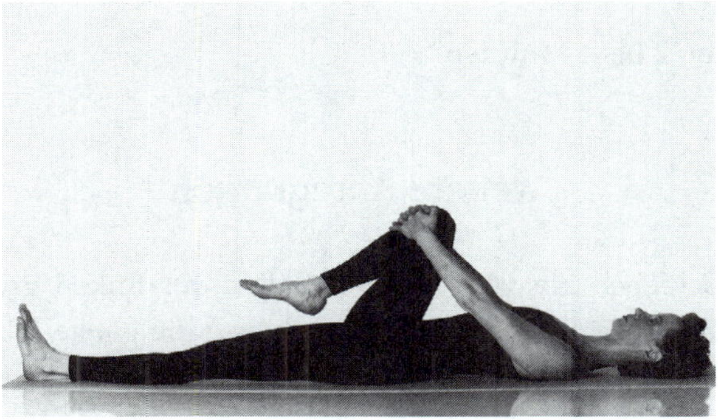

(*Supta-padangushtha-asana:* supta = sich hinlegen, ohne zu schlafen; pada = Fuß; padangushtha = große Zehe)

So geht das Asana

- ✦ Sie liegen auf dem Rücken und strecken beide Beine am Boden aus.
- ✦ Auf beiden Seiten werden die »Hosentaschen« (Außenseiten des Beckens) stabilisiert, und Sie halten das linke Bein gestreckt. Sie winkeln das rechte Bein an.
- ✦ Sie fassen das rechte Knie und halten es mit beiden Händen, ohne es heranzuziehen.
- ✦ Die Oberarme schieben Sie leicht in Richtung Schultern.
- ✦ Sie erspüren 1 bis 2 Minuten lang die Eindrücke, die Ihnen dieses Asana ermöglicht, und lassen den Atem dabei frei fließen. Dann wechseln Sie die Seite.

Dauer: 2 bis 4 Minuten.

Weitere Anregungen

- ✦ Schieben Sie vom inneren Ballen der linken großen Zehe die Ferse zum Boden, ebenso die ganze Hinterseite des linken Beins. Drehen Sie von der Außenseite des Oberschenkels nahe beim Becken das linke Bein etwas nach oben, bis es genau gerade ist. (Machen Sie nach dem Wechseln Entsprechendes mit dem rechten Bein.)

Gedankliche Ausrichtung, innere Haltung

- Das jeweils gestreckte Bein spielt bei diesem Asana die Hauptrolle. Es ist das »Standbein« und bildet die Basis der Übung.
- Entspannen Sie beide Leistengegenden von außen vorn zur Mitte und nach hinten.
- Halten Sie das gewinkelte Bein mit beiden Händen gerade, und spüren Sie die Muskelverläufe und die Knochen. Beobachten Sie, wie der Oberschenkelknochen im Becken verwurzelt ist.

Varianten zur Erleichterung

- Halten Sie beide Beine leicht angewinkelt, die Fersen sind nahe am Gesäß, die Oberschenkel parallel. Umfassen Sie das linke Knie mit der linken Hand, das rechte mit der rechten. Diese Variante ist bei starker Blutung empfehlenswert.
- Nach etwa einem Jahr legen Sie einen Gürtel um die innere Ferse des angewinkelten Beins. Halten Sie den Gürtel mit beiden Händen. Schieben Sie das angewinkelte Bein leicht gegen den Gürtel nach oben Richtung Decke. Lernen Sie, die richtigen Muskeln zum Arbeiten zu bringen. Über der inneren Großzehenballen-Stelle (Sprungstelle, Daumen des Fußes) können Sie die Beinstreckmuskeln aktivieren und die Beugemuskeln entspannen. Der große Bein-(Knie-)Streckmuskel vorn am Oberschenkel »greift« den Oberschenkelknochen flach und schiebt wie eine flache Hand gegen den Knochen. Die Muskeln der Hinterseite des Oberschenkels, die häufig verspannt sind,

gleiten entspannend auseinander. Halten Sie die vier Ecken der Kniekehle gleichmäßig, sodass sie harmonisch auseinandergehen können. Lockern Sie die Fußsohle und Wade. Von der großen Zehe kommen Sie über die Streckmuskelschlinge an der Außenseite des Beckens und im Gesäß an. Vergrößern Sie den Winkel über Wochen und Monate, bis das Bein angenehm gestreckt ist.

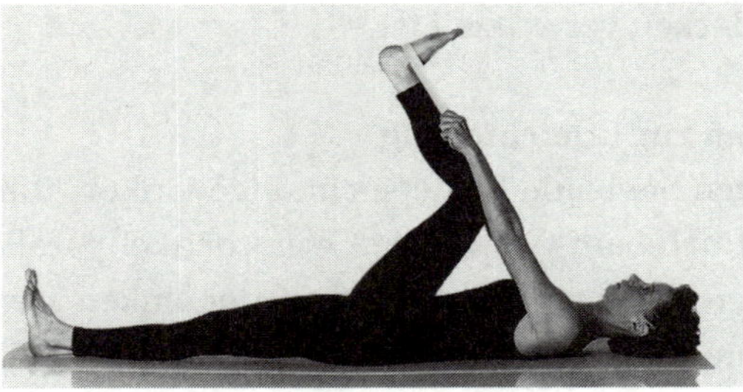

Asana 28
Die Beine lehnen an der Wand

Grundidee und wohltuende Effekte

Die Beine werden umgekehrt eingesetzt. Sie lehnen an der Wand, ohne Gewicht zu tragen, und ruhen sich aus.

Stärkt Beine und Wirbelsäule und macht sie länger. Fördert die Durchblutung. Nimmt den Druck von den Bauchorganen und lässt einen Freiraum entstehen. Gibt dem Brustkorb eine gute Form; dehnt und macht zusammengesunkene, eingeengte Rippen wieder beweglich. Weitet die Lungen. Lässt die Energie wieder frei fließen. Wirkt Verhärtung und Erschöpfung entgegen. Hebt die Stimmung. Umstellungsprozesse während des Zyklus können beschleunigt stattfinden.

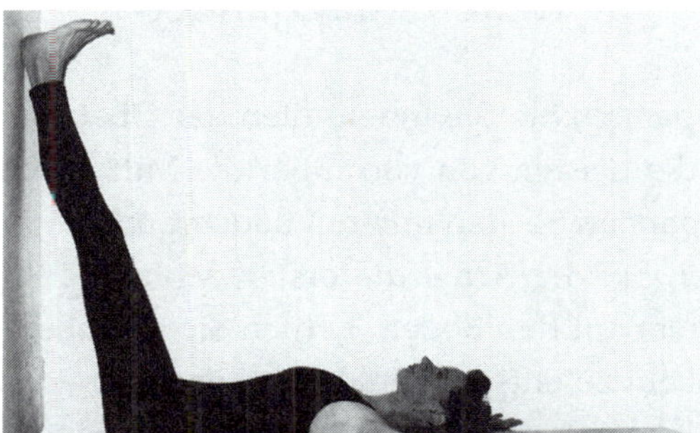

(*Viparita-karani-asana:* viparita = umgekehrt, verkehrt; karani = machen, tun, Form des Handelns. Oder: *Urdhva-prasarita-padasana* = nach oben ausgestreckte Füße)

So geht das Asana

- Sie suchen sich zum Hinsetzen einen guten Abstand zur Wand, drehen sich auf den unteren Rücken, stützen sich dann auf die Ellbogen und lehnen die Beine an die Wand. Brustkorb und Kopf legen Sie auf den Boden. Dieses Asana sieht leicht aus und gilt als schwierig.
- Die zur Seite gewinkelten Arme legen Sie nach oben; die Handrücken zeigen zum Boden.
- Sie halten die Beine parallel, indem Sie von den Innenseiten über die Hinterseiten die Oberschenkel am hüftnahen Ansatz auseinanderdrehen.
- Die Augen können Sie schließen. Der Atem fließt frei.

Dauer: 2 bis 10 Minuten.

Weitere Anregungen

- Entspannen Sie die Innenseiten der Oberschenkel sowie die Leisten von vorn über die Mitte nach hinten, entspannen Sie den unteren Bauchraum.
- Legen Sie die Arme die ersten Monate angewinkelt bequem auf den Boden. Lernen Sie, die oberen Brustmuskeln zu entspannen. Ist das nach etwa einem halben Jahr gelungen, so strecken Sie die Fingerspitzen. Versuchen Sie von dort aus, die Arme millimeterweise in vielen kleinen Stufen am Boden entlangzuziehen, bis die Arme nach Monaten parallel gestreckt am

Boden liegen. Gehen Sie ganz langsam vor, sodass die Muskeln am Brustkorb und die Lungen mitkommen. Falls Sie zu schnell vorgehen, erzwingen Sie dort eine Gegenbewegung.

Gedankliche Ausrichtung, innere Haltung

- ✦ Ausgebreitet sein ohne Anspannung, um einen Transformationsprozess möglich zu machen und auszulösen, ist das Ziel. Die Aufmerksamkeit kann sich sammeln und ausbreiten; Gedanken und Stimmung klären sich.
- ✦ Entspannen Sie die Leisten in Richtung untere Bauchorgane und über die Mitte nach hinten.
- ✦ Erlauben Sie den Lungen, sich im Brustkorb auszubreiten. Die unteren Rippen weiten sich zur Seite.

Varianten zur Erleichterung

- ✦ Legen Sie die Arme locker seitlich neben das Becken, statt sie nach oben zu bringen.
- ✦ Legen Sie Decken oder das Polster quer unter das Becken.

Abschluss-Asana
Entspannt liegen und belebt werden

Grundidee und wohltuende Effekte

Entspannt liegen, still werden und sich regenerieren, ohne etwas zu tun. Ende und Neuanfang.

Beruhigt Körper und Gedanken. Besänftigt die Nerven. Lässt befreiende Ruhe und erfrischende Stille eintreten. Nimmt die Müdigkeit und schenkt Seelenfrieden. Das Nichtstun bewirkt, dass die eigene Natur sich regenerieren kann und sich Bedürfnisse und Wünsche zeigen können. Die durch die vorangegangenen Asanas erzielten positiven Wirkungen werden durch diese scheinbar so einfache Übung verstärkt und gefestigt.

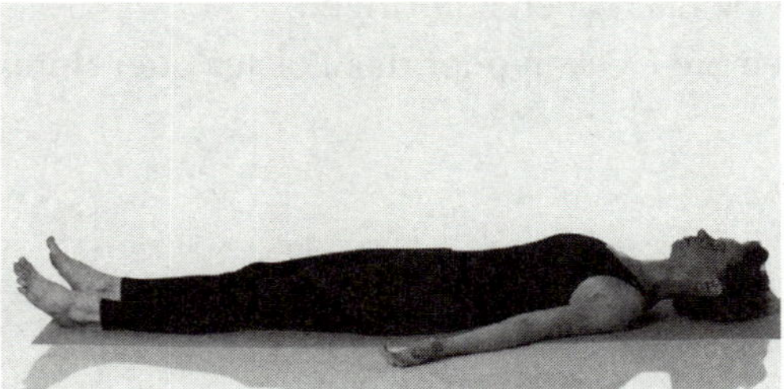

Die Übungen für die zweite Zyklusphase werden mit Asana 11 abgeschlossen (siehe Seite 72).

Dauer: 3 bis 5 Minuten.

Die Asanas während der End- und Umstellungsphase

Etwa 22. bis 28. Tag des Zyklus

Die letzte Phase des Zyklus wird von einer Folge von Asanas begleitet und unterstützt, die den Namen Suryanamaskar trägt: »Gruß an die innere Sonne« oder »Mit der inneren Sonne in Kontakt kommen«. Es handelt sich um eine schnelle, Hitze erzeugende Asanaabfolge, die das Abfließen des angesammelten Blutes anregt. Zusätzlich zu dieser Folge können die Asanas 12 bis 28 weiter praktiziert werden, bis es am Ende der dritten Phase zur Monatsblutung kommt. In den ersten acht Tagen des Menstruationszyklus sollte der »Gruß an die innere Sonne« nicht praktiziert werden. Falls Ihnen die Übungsfolge wohltut, können Sie sie allerdings auch während der zweiten Phase des Zyklus (etwa 8. bis 22. Tag) durchführen. Die zweite Phase des Zyklus eignet sich auch sehr gut zum Erlernen des »Sonnengrußes«.

Asana-Folge: Gruß an die innere Sonne

Grundidee und wohltuende Effekte

Durch einen Bewegungsablauf, der dem Rhythmus der Atmung folgt, mit der inneren Sonne in Kontakt kommen. Sich mit der inneren Sonne in Einklang bringen. Hilft, alle Funktionen des Organismus zu koordinieren. Stärkt und entwickelt gleichmäßig die Organe, Knochen und Muskeln. Fördert das gesunde Einsetzen der Monatsblutung. Hilft, Menstruationsschmerzen zu beseitigen. Dehnt und entspannt den Körper auf sanfte Weise. Trainiert Kreislauf, Atmung, Muskeln und Gelenke. Regt Stoffwechsel und Darm an. Stimuliert die Haut. Formt Taille und Brustkorb. Trainiert die Konzentration; stärkt die sonnenartigen Qualitäten der Aufmerksamkeit. Verhilft zu jugendlicher Frische und natürlicher Anmut.

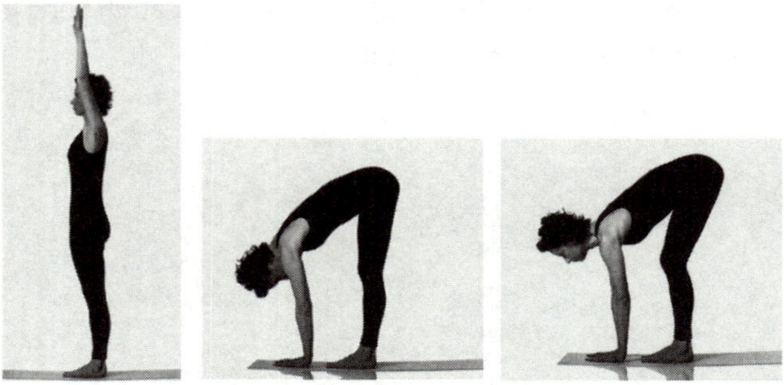

(*Surya-namaskar*: nama = Kontakt machen; Surya = Sonne; namaskar = Kontakt machend, Begrüßung)

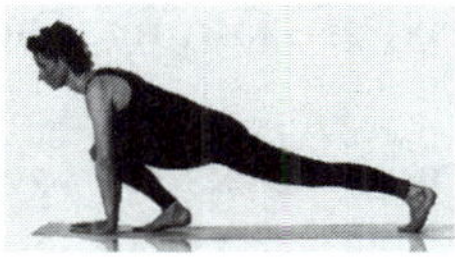
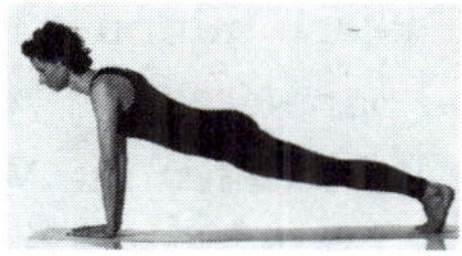
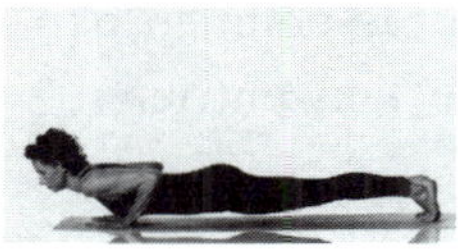
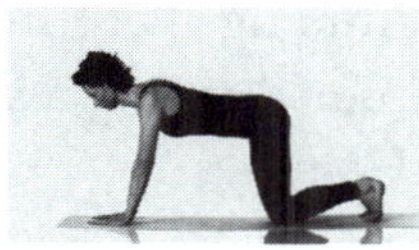
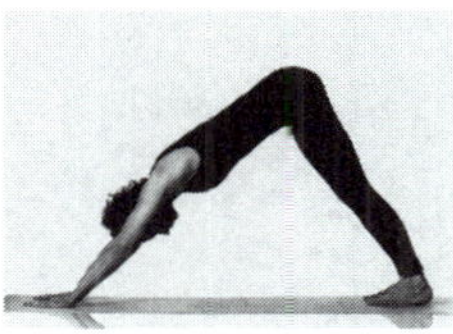
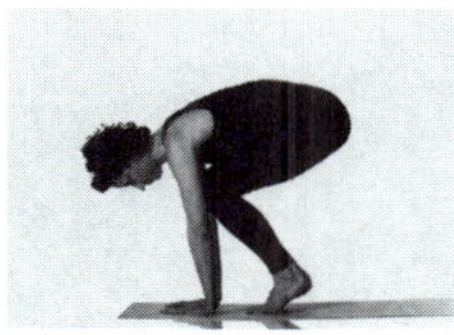
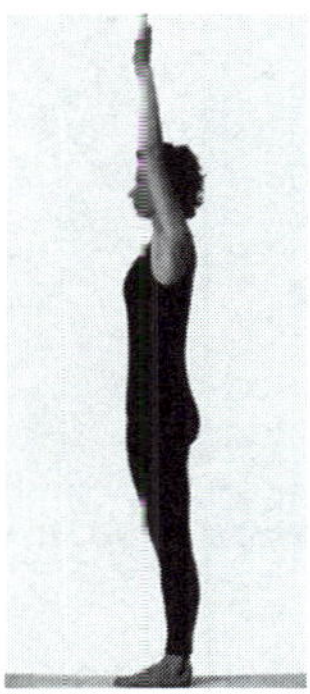
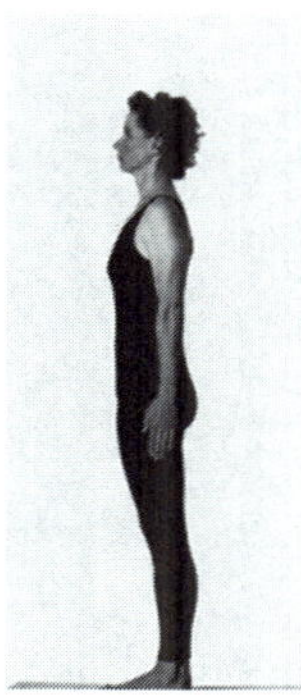

Beginn

- Sie stehen hüftbreit in aufrechter Haltung. Die Füße sind parallel.
- Sie balancieren die Vorder- und Rückseite sowie die linke und rechte Seite aus.
- Die Arme strecken Sie nach unten.
- Die Atmung fließt frei, und Sie nehmen den Rhythmus der Atmung wahr. Sie konzentrieren sich auf Ihre Haltung.

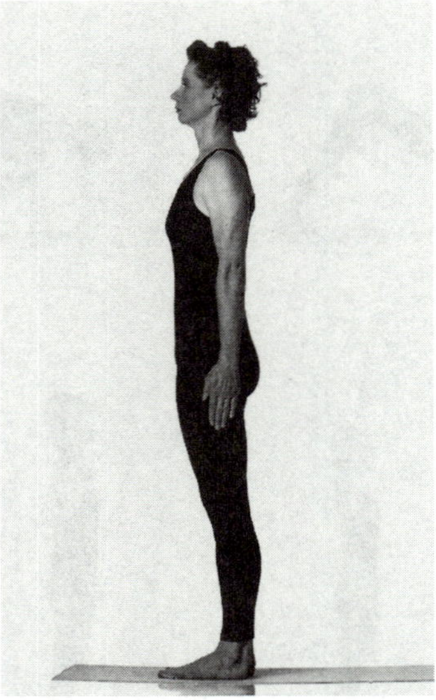

(Der Beginn von »Gruß an die innere Sonne« entspricht Asana 13)

Haltung 1

- ✦ Sie stehen in der beschriebenen aufrechten Haltung und heben die Arme über den Kopf nach oben.
- ✦ Sie strecken die Arme und halten sie parallel.
- ✦ Die Handflächen zeigen nach vorn.

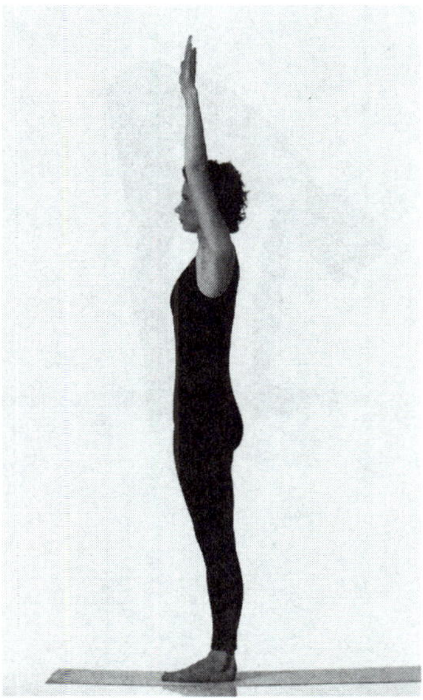

Haltung 2

- ✦ Sie bringen die Handflächen mit einer ruhigen, konzentrierten, kraftvollen Bewegung vor den Füßen zum Boden und konzentrieren sich dabei auf die Bewegung des Abwinkelns im Hüftgelenk.
- ✦ Die Beine bleiben gestreckt. Solange sich die Gesäßmuskeln und die Muskeln der Hinterseite der Oberschenkel nicht genügend lockern und dehnen lassen, winkeln Sie etwas die Knie an.

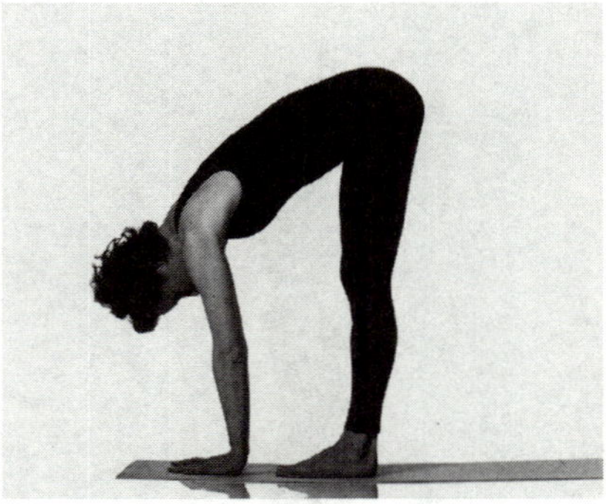

Haltung 3

- Sie bringen den Brustkorb etwas tiefer und belasten die Hände und Arme mit Gewicht.
- Sie finden mit den Armen den Widerstand des Bodens und schieben das Brustbein etwas Richtung Arme nach vorn. Sie bereiten auf diese Weise die Arme vor, Körpergewicht zu tragen.

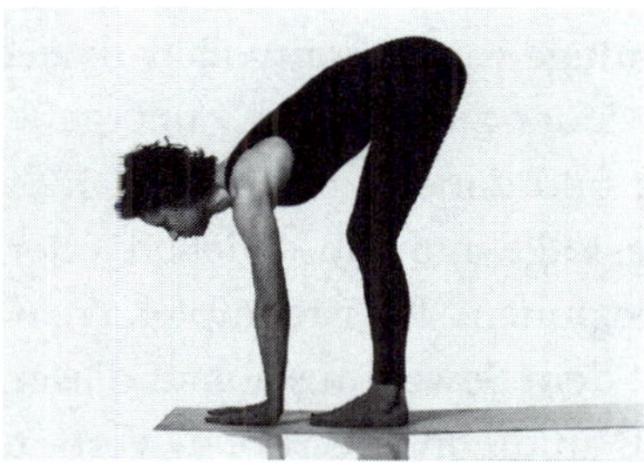

Haltung 4

- Sie verlagern einen Teil des Gewichts auf die Arme und bringen ruhig, konzentriert und kraftvoll das linke Bein so weit nach hinten, bis das linke Bein und der Rumpf eine Linie bilden.
- Der Schritt nach hinten wird so ausgeführt, dass die Zehen zum Boden kommen und mit Gewicht belastet werden können. Die Ferse ist senkrecht über dem Fußballen.

- Arme, Schultern und Achselhöhlen sind stabil in Kontakt mit dem Boden und tragen einen größeren Teil des Gewichts; sie bewegen sich nicht, während Sie den Schritt nach hinten tun.
- Fast das ganze Körpergewicht ruht dann auf dem hinteren Bein und den Armen; sie tun die Arbeit. Das vordere Bein trägt kaum Gewicht; der Rücken sollte kaum arbeiten müssen, jedoch die Flanken.
- Lösen Sie danach die Position mit einer konzentrierten, ruhigen und kraftvollen Bewegung auf, indem Sie wieder zu Haltung 3 übergehen, danach zu Haltung 2 und danach zu Haltung 1. Sie können die Bewegungsfolge nun abschließen oder wieder von Neuem beginnen. Es ist empfehlenswert, sich zunächst mit dem Bewegungsablauf dieser ersten Hälfte von »Gruß an die innere Sonne« vertraut zu machen, bevor Sie die Atmung bewusst einbeziehen.

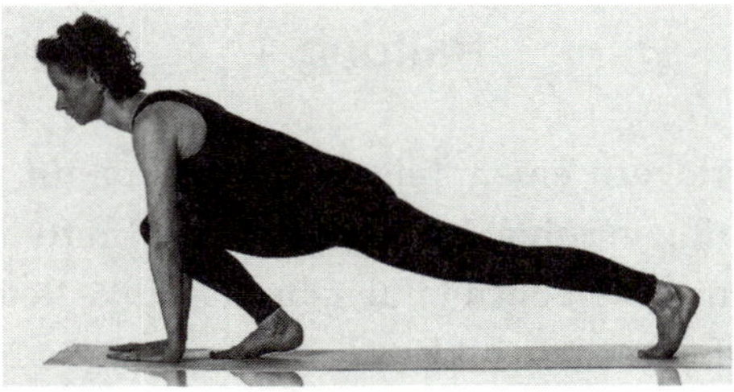

Haltung 1 bis 4 im Rhythmus der Atmung

- Sie beobachten den Rhythmus der Atmung eine Weile im Stehen. Sie führen dann die Bewegungen im Rhythmus der Atmung aus:
- Mit dem Einatmen heben Sie die Arme und kommen einatmend in Haltung 1.
- Mit dem Ausatmen senken Sie die Arme. Sie bringen die Handflächen ausatmend zum Boden und erreichen Haltung 2.
- Mit dem Einatmen belasten Sie die Arme mit Gewicht, schieben einatmend das Brustbein etwas nach vorn und erreichen Haltung 3.
- Mit dem Ausatmen geben Sie das rechte Bein nach hinten und erreichen ausatmend Haltung 4.
- Mit dem Einatmen nehmen Sie das rechte Bein wieder nach vorn, bringen das Gewicht auf beide Beine, bewegen sich mit einem leichten Schwung einatmend wieder nach oben und erreichen Haltung 1.
- Benutzen Sie abwechselnd das rechte und das linke Bein.

Dauer: 5 bis 15 Minuten.

Die erste Hälfte des Sonnengrußes (Haltung 1 bis 4) lässt sich als abgeschlossene Übungsfolge praktizieren. Je nach Erfahrung und Bedürfnis können Sie die zweite Hälfte (Haltung 5 bis 8) jedoch auch gleich dazunehmen. Sie können auch Haltung 1 und 2 im Rhythmus der Atmung über 5 bis 10 Minuten praktizieren. Ihre Aufmerksamkeit trainieren Sie in dieser Abfolge besonders gut. Während Sie noch in einer Haltung sind und frei atmen, bereiten Sie in Ihrer Aufmerksamkeit bereits die nächste Haltung vor. Sie wissen genau, was Sie als Nächstes tun wollen, sodass Sie zu dem Zeitpunkt, in dem die Atmung das Signal zur Veränderung gibt, rasch und mit vorbereiteter Aufmerksamkeit in die nächste Haltung wechseln können.
Zur freien und entspannten Bewegung der Atmung kommt noch die freie entspannte Aufmerksamkeit mit der aktuellen Veränderungsdynamik hinzu. Diese fließenden, runden, sich in Schwung bringenden Bewegungen können dies alles inspirieren. Frei und entspannt bekommt die Aufmerksamkeit ihren »flow«, ihre eigene Dynamik.

Haltung 5

- ✦ Im Anschluss an Haltung 4 bringen Sie auch das andere Bein zurück.
- ✦ Sie verweilen mit gestreckten Armen und Beinen bis zu 40 Sekunden. Steigern Sie sich langsam, bis Sie das gut bewältigen.

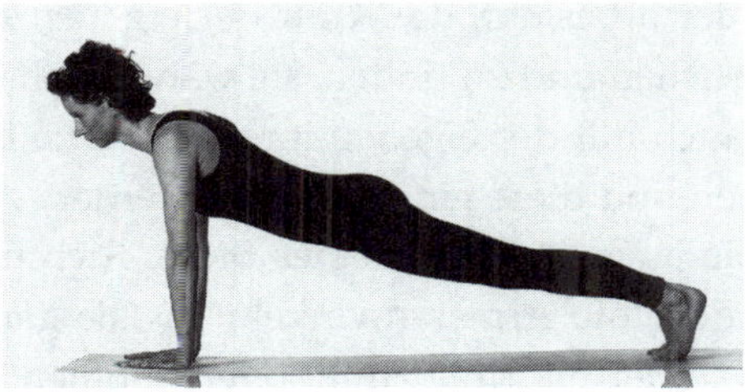

Sobald Sie routinemäßig 40 Sekunden in Haltung 5 bleiben können, gehen Sie weiter zu:

Haltung 6

✦ In der Haltung 5 beginnen Sie, die Arme langsam anzuwinkeln, und Sie versuchen, bei gestreckten Beinen mit dem Körper flach über den Boden zu kommen.

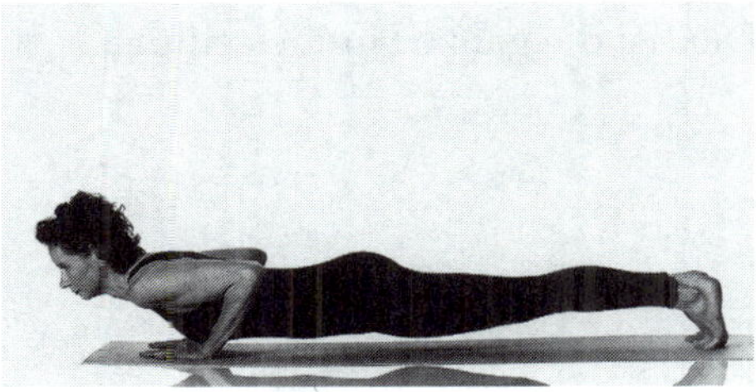

Viele Frauen denken anfangs, sie könnten eine solche »Kraftübung« nicht bewältigen: Aber nach relativ kurzer Zeit haben diese Frauen es gelernt, mit der Kraft ihrer Arme und Beine ganz selbstverständlich umzugehen. Machen Sie es sich bewusst, dass aus der Sicht des Yoga die

Aufgabe darin besteht, die Kraft der eigenen Arme und Beine zu suchen und zu finden, sie wahrzunehmen – und dadurch auch mit der eigenen inneren Stärke in Kontakt zu kommen und diese einzusetzen zu lernen. Zu Anfang können Sie auch nur ein kleines Stück Richtung Boden kommen oder die Arme anwinkeln, bis sie ganz am Boden liegen, oder die Knie zum Boden nehmen. Wenn die Streckmuskeln der Arme und Beine über Wochen mehr gebraucht und damit besser trainiert und stärker geworden sind, wird die Bewegung immer leichter.

Haltung 7

- ✦ Sie kommen auf die Knie und heben das Becken, während Sie die Arme strecken.
- ✦ Dann heben Sie die Knie vom Boden. Ausgehend von den Oberschenkeln heben Sie das Becken hoch in die Luft. Dies ist die ganze Hundestellung.

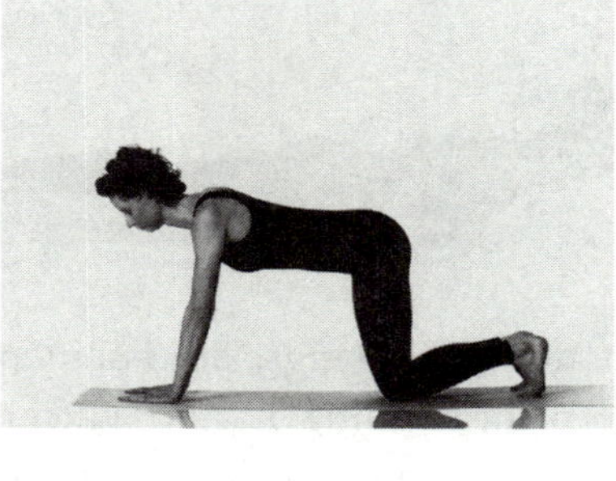

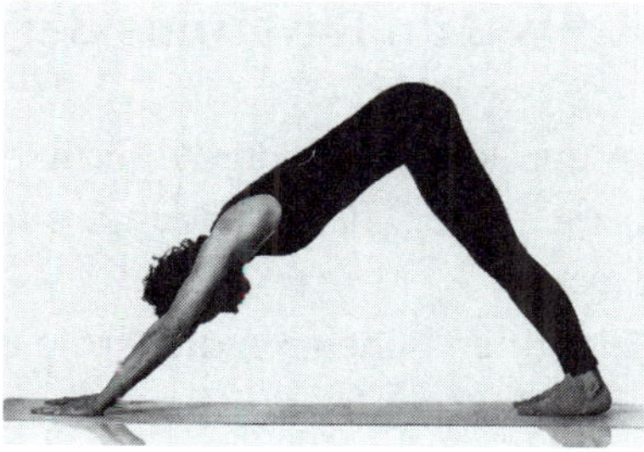

(Dies ist die vollständige Form von Asana 12.)

Haltung 8

✦ Mit einem geschmeidigen kleinen Sprung kommen Sie in die Hocke und erreichen dann Haltung 1 (mit über den Kopf ausgestreckten Armen aufrecht stehen) oder Sie laufen vor und kommen hoch.

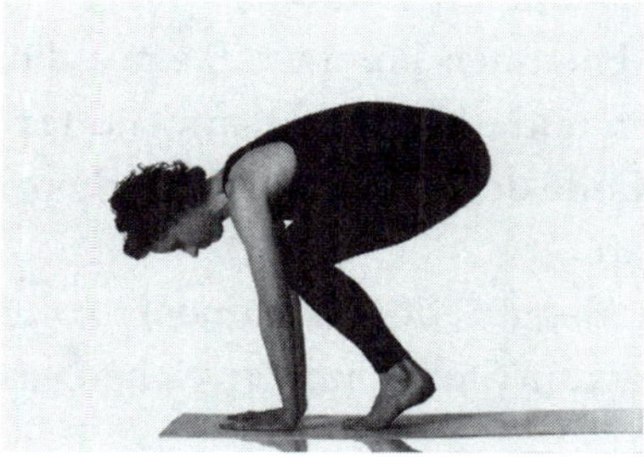

Damit ist die Grundform von »Gruß an die innere Sonne« abgeschlossen.

Haltung 1 bis 8 im Rhythmus der Atmung

Sie beobachten den Rhythmus der Atmung eine Weile im Stehen. Sie führen dann die Bewegungen im Rhythmus der Atmung aus:

- ✦ Mit dem Einatmen heben Sie die Arme und kommen einatmend in Haltung 1.
- ✦ Mit dem Ausatmen senken Sie die Arme. Sie bringen die Handflächen ausatmend zum Boden und erreichen Haltung 2.
- ✦ Mit dem Einatmen belasten Sie die Arme mit Gewicht, schieben einatmend das Brustbein etwas nach vorn und erreichen Haltung 3.
- ✦ Mit dem Ausatmen geben Sie das rechte Bein nach hinten und erreichen ausatmend Haltung 4.
- ✦ Mit dem Einatmen bringen Sie auch das andere Bein zurück und erreichen einatmend Haltung 5.
- ✦ Mit dem Ausatmen winkeln Sie die Arme an und erreichen ausatmend Haltung 6.
- ✦ Mit dem Einatmen kommen Sie auf die Knie, heben das Becken und erreichen einatmend Haltung 7.
- ✦ Mit dem Ende des Ausatmens erreichen Sie die Hocke (Haltung 8).
- ✦ Mit dem Beginn des Einatmens kommen Sie geschmeidig zum Stehen und erreichen einatmend Haltung 1.

Damit ist ein Bewegungsablauf abgeschlossen; Sie können jedoch auch mit Haltung 2 gleich weiterüben. Ende und Neubeginn gehen fließend ineinander über.

Sich von der Atmung führen lassen

Die positiven Wirkungen von »Gruß an die innere Sonne« werden durch die Atmung ausgelöst und vertieft. Dabei ist es entscheidend wichtig, dass die Bewegung dem Atemrhythmus folgt und nicht umgekehrt. Das Ein- und Ausatmen gibt den Takt der Bewegungen vor.

Im Folgenden wird beschrieben, wie Sie die Asana-Folge mit einem halben Atemzug (mit einem Einatmen oder mit einem Ausatmen) pro Haltung durchführen. Wenn Sie leicht außer Atem kommen, können Sie den Rhythmus jedoch auch verlangsamen und jede Haltung mit einem ganzen Atemzug (ein Ein- und Ausatmen) üben.

Außerdem haben Sie jederzeit die Möglichkeit, in einer Haltung einen oder mehrere Atemzüge lang zu verweilen, um nicht außer Atem zu geraten.

Achten Sie beim Üben darauf, dass Ihre Atmung sich auf angenehme Weise bewegt und Sie sich nicht verausgaben. Planen Sie bei jedem Erreichen einer Haltung schon den Übergang zur nächsten Haltung. Lenken Sie Ihre Aufmerksamkeit auf diese Abläufe.

Bei der Asana-Folge des »Sonnengrußes« geht es für Sie nicht darum, ins Schwitzen zu geraten. Sie profitieren vielmehr davon, dass – geführt durch den Atem – Bewegung (»Wind«) erzeugt wird. Hitze wird in Bewegung gebracht, und Bewegung soll nahe bei der Wärme entstehen. Dadurch kann die Monatsblutung auf gesunde Weise zum richtigen Zeitpunkt einsetzen.

Weiblicher Zyklus und weiblicher Körper

Um das vorgestellte Übungsprogramm mit Gewinn nutzen zu können, müssen Sie sich zwar keine weiteren Kenntnisse aneignen, aber mit ein wenig Hintergrundwissen wird es Ihnen leichter fallen, Zusammenhänge zu erkennen, tiefer in die Asanas einzusteigen, sie mehr schätzen zu lernen und die subtilen Wechselwirkungen von innerer und äußerer Haltung genauer wahrzunehmen.

Im Yoga und in der ayurvedischen Gesundheitslehre werden – wie in der Einleitung bereits erwähnt – die Abläufe und Zustände während des Zyklus mit speziellen Begriffen wie »innerer Mond« beschrieben. Im Folgenden erhalten Sie dazu weitere Informationen. Der knappe Überblick über die zentralen yogischen und ayurvedischen Aussagen, Ausdrücke und Gedankenmodelle zu den Vorgängen im Körper soll es Ihnen erleichtern, beim Üben innezuhalten und Ihre Aufmerksamkeit auf Signale zu richten, die Sie sonst möglicherweise nicht beachtet hätten. Die Signale, die Sie beim Praktizieren der Asanas spüren, können Sie mithilfe dieses Wissens ein- und zuordnen und in größeren Zusammenhängen verstehen. Sie profitieren damit von der Tatsache, dass Gedanken und mentale Vorstellungen den Zugang zu einem konkreten Geschehen und das Handeln selbst beeinflussen und dadurch wiederum Erfahrung und Erkenntnis ermöglichen.

Der innere Fluss
und der innere Ort des Sammelns

Meist wird nur an die monatliche Blutung und den Eisprung gedacht, wenn der Begriff »weiblicher Zyklus« fällt. Im Ayurveda wird Ihnen ein besonderer, kontinuierlicher Menstruationsfluss beschrieben. Dieser als Artava bezeichnete Fluss setzt mit der Geschlechtsreife ein und strömt ohne Unterlass, bis er mit der Menopause endet.

Artava ist bei einer gesunden Frau in den fruchtbaren Jahren während jedes einzelnen Zyklus permanent vorhanden. Sichtbar wird er nur in den Tagen der Monatsblutung.

Der innere Ort, zu dem der Fluss hinströmt, heißt Garbhashaya (Gebärmutter/Uterus). Hier finden verschiedene Prozesse statt: Der Fluss sammelt sich, der Ort füllt sich an, und periodisch fließt etwas von dort weg. Stellen Sie sich einen Brunnen vor. Sein Zufluss ist konstant; das Brunnenbecken füllt sich allmählich. Wenn der höchste Pegel erreicht ist, wird der Abfluss geöffnet. Das Becken entleert sich und wird danach wieder verschlossen. Da der Zufluss kontinuierlich ist, füllt es sich von Neuem.

An diesem inneren Ort kann empfangen werden; er ist dann auch der Sitz, der Ruheplatz, das Bett für den Fötus.

Der Ursprung des inneren Flusses

Woher kommt dieser Fluss (Artava), der zur Gebärmutter (Garbhashaya) strömt und in Abständen durch die äußeren weiblichen Geschlechtsteile (äußere Yoni) hinausfließt?

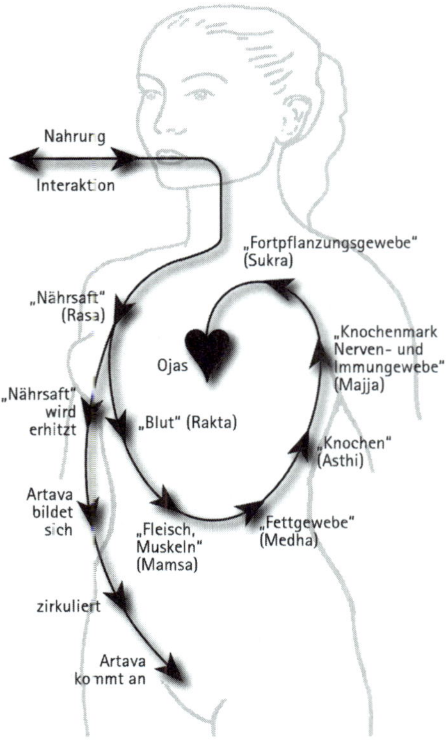

Die Ernährung des Hauptflusses der sieben »Körpergewebe« (*Dhatus*) und des Nebenflusses Artava

Dieser Fluss ist ein Nebenfluss, eine »zugeordnete Stütze« (Upadhatu) des den Menschen ernährenden und stützenden Hauptflusses mit seinen sieben Abschnitten (Dhatus). Er hat seinen Ursprung in der Interaktion von Mensch und Nahrungsmitteln.

Wenn Nahrung verbraucht wurde, stellt sich Hunger ein und signalisiert das Bedürfnis, neue Nahrung aufzunehmen. Im engeren Sinn versorgt sich der Mensch durch Essen und Trinken mit neuer Nahrung. Im weiteren Sinn gehört das Atmen mit dazu. In einem noch weiteren Sinn kann alles, was im Wachen und Schlafen geschieht, das gesamte biologische, psychische und soziale Leben, Nahrung sein.

In der Interaktion von Mensch und »Nahrung« wird ausgewählt, was von der außerkörperlichen Welt in die Körperwelt gebracht wird. Dort wird es in Form und Eigenschaften umgewandelt, sprich verdaut. Es wird verteilt und Bestandteil des eigenen Körpers.

In einem fortlaufenden Aufbau- und Umwandlungsprozess werden die sieben »Körpergewebe« (Dhatus = die Aufrechterhaltenden) ernährt: Die erste Umwandlung ergibt die im Menschen zirkulierenden Nährstoffe (Rasa = »Nährsaft«). Daraus bildet sich das »Blut« (Rakta), daraus ernähren sich die »Muskeln« (Mamsa) und dann das »Fettgewebe« (Medha). Daraus ernähren sich die »Knochen« (Asthi), dann das Knochenmark sowie das »Nerven- und Immungewebe« (Majja). Daraus ernährt sich das »Fortpflanzungsgewebe« (Sukra).

Die jeweilige gegenwärtige Stimmungslage wird vom Zustand und der Qualität dieser sieben Dhatus beeinflusst.

Der Gesamtfluss der sieben Dhatus ist wiederum in sieben Teilprozesse aufgegliedert. In der angegebenen Reihenfolge werden sie in sieben Tagen ernährt, ein Dhatu nach dem anderen.
Artava, der Menstruationsfluss, wird dem »Nährsaft« (Rasa) zugeordnet. Er zweigt sich dort als Nebenfluss ab, wird dann »hitzeartig« angereichert, zirkuliert durch den Körper und sammelt sich nach jeweils fünf Tagen in der Gebärmutter (Garbhashaya).

Der gesunde Zyklus

Durch das kontinuierliche Fließen des Artava werden die Gebärmutter und die Eierstöcke stets gut genährt. Der Nahrungsüberschuss wird monatlich abgebaut und ausgeschieden, falls er nicht in der Schwangerschaft zur Entwicklung eines Kindes verwendet wird. Nach ayurvedischer Vorstellung befindet sich in der Gebärmutter eine Blüte, die sich in einem zyklischen Rhythmus verändert. Wie sich am Ende des Tages die Lotosblüte schließt, so schließt sich nach dem Ende des fruchtbaren Zeitraums das weibliche Fortpflanzungsorgan. Die Blüte ist dann nicht mehr befruchtbar.
Der sichtbare Teil des Artava-Flusses, das erste ausgeschiedene gesunde Menstruationsblut, wird im Ayurveda mit dem Blut einer Häsin verglichen. Die Farbe ist siegellackrot. Der Geruch ist speziell, das heißt mit nichts anderem vergleichbar. Dieses spezielle Blut trägt die Fähigkeit zur Fortpflanzung in sich.
Man erkennt einen gesunden Menstruationsfluss an fol-

genden weiteren Zeichen: Der Zyklus ist regelmäßig. In der prämenstruellen Phase gibt es nicht zu viele Beschwerden. Während der Blutung treten Schmerz und Unwohlsein nur einen Tag lang auf. Das Menstruationsblut fließt drei bis fünf Tage lang und hat keinen zu starken Geruch. Es wird nicht zu dickflüssig. An den anderen Tagen des Zyklus gibt es keine Ausscheidungen.

Feurig und mondartig

Artava, der Menstruationsfluss, hat feurigen Charakter. Das Feuerartige besitzt starke umwandelnde Kraft. Diese Eigenschaft ist während der Schwangerschaft für die Entwicklung des Kindes notwendig. Doch auch unabhängig von einer Schwangerschaft verfügt eine Frau während ihrer fruchtbaren Jahre ständig über diese feurige Kraft. Der Überschuss daran wird, wie schon erwähnt, im Zuge der Monatsblutung regelmäßig abgebaut.

Eine Frau, die dieses Feurige, Sonnenartige in sich trägt, gilt im Ayurveda und Yoga als stark, kräftig, kreativ und vital. Ihre besondere Aufgabe ist es demnach, mit dem Feurigen gut umzugehen und sich auszubalancieren. Das könnte aus ayurvedischer Sicht vor allem am Ende und zu Beginn eines Zyklus nicht immer einfach sein. Das Ausscheiden und die damit verbundene Niveauveränderung des Feurigen sind störanfällige Prozesse.

Beim Ausbalancieren des Feurigen ist zweierlei zu beachten: Zum einen braucht das Feurige selbst Pflege, zum anderen benötigen die parallel vorhandenen mondartigen Qualitäten Beachtung. In den ersten Tagen der Blutung

empfiehlt die ayurvedische Gesundheitslehre daher Ruhe und das Vermeiden schneller Veränderungen. Durch starke körperliche oder psychische Aktivitäten könnten die feurigen Eigenschaften zu sehr angeheizt werden. Alles Hitzige, Scharfe, Trockene würde die im Moment ablaufenden Prozesse dominieren und dadurch stören. Das Ausruhen gibt dem Körper dagegen die Chance, sich zu organisieren und sich auszudrücken. Regeneration, Entspannung und kreative nächtliche Traumphasen sind Aspekte des Mondartigen und werden durch die Betonung des Mondartigen gefördert.
Hilfreich ist auch, genug zu trinken, in moderaten Mengen. Empfehlenswert sind Getränke mit Körper- oder Raumtemperatur, zum Beispiel »kühlende« und »weiche« Milchshakes ohne Eis mit etwas Honig.

Körper und Psyche in Balance halten

Weitere Aspekte, die in Verbindung mit einem gesunden Menstruationsfluss Beachtung finden sollten, liegen im Bereich von drei grundlegenden Funktionssystemen, den Dosas (»leicht Irritierbaren«). Der gute Umgang mit den drei Funktionssystemen ist die Basis für Wohlbefinden und Gesundheit.

Die drei Funktionssysteme sind zuständig für

- Bewegung und Transport (Vata oder Vayu)
- Umwandlung, Transformation und Wärme (Pitta)
- Formentstehung und -bewahrung (Kapha).

Die Bewegung des Hinausfließens, Nach-unten-Gehens, Ausscheidens (Apana-Vayu, ein Aspekt des Vayu) ist besonders für die Monatsblutung von Bedeutung. Die Organe des unteren Bauchraums – Gebärmutter, Darm und Blase – leben von dieser Bewegungsqualität.

Die zirkulierende Bewegung (Vyana-Vayu) ist unter anderem für die Zirkulation des »Nährsafts« (Rasa) und des Menstruationsflusses (Artava) zuständig.

Das »Lernfeuer« (Sadhakapitta, ein Aspekt von Pitta) betrifft den alltäglichen lernenden Umgang mit Situationen und die inneren Haltungen, die damit verbunden sind. Belastungen, Stress, starker Ärger und große Ängste stören den Menstruationsfluss und sollen besonders in den ersten Tagen des Zyklus vermieden werden.

Sobald der Zyklus endet und neu beginnt, sind auch allgemeine körperliche Grundprozesse, die Mahabhutas (»grundlegende Größen«) betroffen.

In der Phase vor der Blutung kommt es zu einer Reihe Veränderungen im Appetit, im Gewicht, in der Stimmung, in der Körpertemperatur und in den Bedürfnissen. Normalerweise machen sich diese Veränderungen nicht allzu stark bemerkbar, da Sie es gewohnt sind, ausgleichend zu reagieren. Es ist vergleichbar der Anpassung in der Kleidung und Ernährung, durch die Sie trotz der jahreszeitlichen Veränderungen Ihre Grundtemperatur stabil halten.

In der Umstellungsphase am Ende und zu Beginn des Zyklus empfiehlt es sich jedoch, die natürliche Tendenz zur Wiederherstellung des Gleichgewichts aktiv zu unterstützen. Gehen Sie auf Signale und Bedürfnisse, die von dieser Ebene kommen, möglichst sofort ein. Für Sie ist es jetzt wichtig, sich zum Beispiel durch Zudecken warm zu halten.

Gesund ist, was dem Eigenen entspricht

Im Ayurveda besteht Gesundheit darin, das zu tun, was der eigenen Natur entspricht. Wohlbefinden stellt sich ein, wenn das fein abgestimmte Zusammenspiel zwischen den verschiedenen eigenen Faktoren und der Umgebung geglückt ist (Svastha = Gesundheit, von: sva = eigenes, stha = stabilisiert, reguliert). Dafür wäre es idealerweise notwendig, dass eine entsprechende Lebensweise und Lebenskultur nicht nur auf der persönlichen, sondern auch allgemein auf der sozialen Ebene gepflegt werden könnte.

Um sich im eigenen Körper zu Hause zu fühlen, sollten Sie Ihren inneren Signalen folgen. Essen Sie, wenn Sie hungrig sind, trinken Sie, wenn Sie durstig sind. Erlauben Sie den Tränen zu fließen, wenn Ihnen die Tränen kommen (vor Rührung, beim Weinen oder Lachen). Schlafen Sie, wenn Sie müde sind, und so weiter. Sinngemäß bezieht sich dieser Rat auch auf die Menstruation.

Achten Sie im Zusammenhang mit Ihrem Zyklus sensibel auf Zeichen und Signale, um sie aufzunehmen, um sie zu verstehen und einzuordnen und um unmittelbar auf sie einzugehen. Im Bereich der Ernährung und Verdauung, der alltäglichen Gewohnheiten und der sexuellen Aktivität liegen die direktesten Beeinflussungsmöglichkeiten für einen gesunden, regelmäßigen Zyklus. In diesen Bereichen kommt es für Sie darauf an, die Funktionssysteme

(Dosas) und die grundlegenden Größen (Mahabhutas) stabil zu halten.

Im Ayurveda und Yoga werden Sie dazu ermuntert, mithilfe der Ernährung einen gesunden Menstruationsfluss zu bewirken und umgekehrt, über einen gesunden Menstruationsfluss gesunde Ernährungsbedürfnisse zu stimulieren. Eine gute Ernährung besteht darin, die Grundregeln zu kennen und diese nach den persönlichen Vorlieben und Abneigungen zu gestalten. Es gibt keine spezielle ayurvedische Diät. Stattdessen entwickeln Sie eine Haltung, die sich dadurch auszeichnet, dass Sie die Signale, die Zunge und Magen geben, aufnehmen, die dazu passenden Nahrungsmittel aussuchen und das, was verbraucht wurde, mit Bedacht ersetzen.

Die Art, wie Sie arbeiten, sich bewegen, schlafen, ist der zweite wichtige Faktor. Auch hierbei werden Sie ermuntert, über geeignete Gewohnheiten einen gesunden Menstruationsfluss zu bewirken und umgekehrt. Gerade weil Sie sich des Zusammenwirkens bewusst sind, gestalten Sie Ihre Lebenspraxis und Ihre sozialen Beziehungen mit Qualität und Genuss.

Die sexuelle Aktivität ist der dritte wichtige Faktor. Über die Art und Weise, den Zeitpunkt, die Häufigkeit und die Position der sexuellen Aktivität beeinflussen Sie den Menstruationsfluss. Sie können durch Ihre sexuelle Aktivität einen gesunden Menstruationsfluss verursachen (und umgekehrt). Die ganze sexuelle Aktivität ist stark von der »zirkulierenden Bewegung« (Vyana-Vayu) geprägt. (Mehr zum Thema Sexualität ab Seite 199.)

Die eigene Natur

Jede Frau hat unterschiedliche gesunde Wünsche und Bedürfnisse. Nicht jeder Frau tut dasselbe gut. Doch wie finden Sie heraus, was Ihnen persönlich guttut und was nicht? Worin besteht Ihre eigene Natur (Prakriti), der Sie folgen sollten, um gesund zu bleiben und sich wohlzufühlen?

Aus der Sicht von Yoga und Ayurveda zeigt sich in allen Phasen des Zyklus die Natur einer Frau recht deutlich. Besonders offensichtlich wird sie in den letzten und in den ersten Tagen des Zyklus.

- Manche Frauen mögen Wärme. Sie wollen umsorgt werden, brauchen Menschen um sich, verlangen nach Aufmerksamkeit. Sie neigen möglicherweise dazu, sich Sorgen zu machen oder traurig zu sein. (Zeichen für Vata-Prakriti)
- Andere Frauen bevorzugen Kühle. Sie wollen für sich sein. Die Gesellschaft von Männern behagt ihnen nicht. In der Nähe von Bäumen und Wasser zu sein, tut ihnen wohl. Sie haben Lust, mit kleinen Kindern zu spielen oder einen Spaziergang zu machen. (Zeichen für Pitta-Prakriti)
- Wieder andere Frauen sind über sich verwundert, weil sie in dieser Phase gereizt und unausgeglichen reagieren, obwohl sie sonst ruhig und ausgeglichen sind. (Zeichen für Kapha-Prakriti)

Die eigene Natur zu kennen und ihr zu folgen, heißt für Sie jedoch nicht, sich nach bestimmten erlernten Regeln zu richten oder sich fremde Regeln aufzwingen zu lassen. Vielmehr ist das kontinuierliche Eingehen auf Ihre ganz persönliche gesunde Verfassung gefragt, die so perfekt und individuell wie Ihr Fingerabdruck ist. Um sie herauszufinden und sich ihr zu nähern, können Sie ganz einfach Folgendes tun: Beobachten Sie Ihre aktuellen natürlichen Vorlieben und Abneigungen, etwa was Sie gerade gern essen, was Ihnen in einer bestimmten Situation Wohlbehagen verschafft, was Ihnen nicht bekommt. Beobachten Sie, ob Sie in diesem Augenblick mehr Wärme oder Kühle brauchen und wie viel Schlafbedarf Sie momentan haben. Unter dem Begriff der eigenen Natur werden keine festen Charakterzüge oder Persönlichkeitsmerkmale verstanden, sondern Bedürfnisse und ihre natürlichen biologischen Grundlagen. Nach und nach werden Sie durch kontinuierliche Beobachtungen die notwendigen Zeichen und Signale entdecken und zu interpretieren lernen, die Ihnen helfen, sich jetzt in Ihrer Haut wohlzufühlen. Yoga und Ayurveda ermuntern Sie dazu, immer neue Mosaiksteine zu sammeln, um ein umfassendes Bild der eigenen Natur zu erhalten. Versuchen Sie, eine stabile Beziehung zu Ihrer eigenen Natur zu pflegen und zur Grundlage Ihres Lebens zu machen. Die hier vorgestellten Asanas helfen Ihnen dabei.

Yoga –
die befreiende Berührung

Yoga beschäftigt sich mit der Verbindung von Körper, Gefühl und Wahrnehmung. Das Hauptziel von Yoga ist Freiheit – Freiheit für die Atmung, für die Haltung, für das Denken. Sie selbst sollen sich ungestört im Fluss befinden und frei sein von Behinderungen. Dann sind Sie weder zu sehr involviert noch zu distanziert. Frisch machende, angenehme und vorteilhafte Vorgänge sollen genauer beobachtet und gefördert werden, um vermeidbaren Schmerzen und welk machenden, schwächenden Prozessen zu entgehen. Begreifen, Denken und Wahrnehmen sollen von geeigneten Konzepten getragen und nicht von falschen Vorstellungen gestört sein. So wird Yoga im ersten Teil des klassischen Yoga-Textes, den zweitausend Jahre alten Yoga-Sutren, erklärt. Dieser Text gilt gleichzeitig als Text der Samkhya-Philosophie. Samkhya wiederum ist eine wichtige Grundlage des Ayurveda. Alle drei hängen eng miteinander zusammen.

Im Yoga und Ayurveda ist die Berührung die Grundlage für die verschiedensten Abläufe. Das betrifft die Gelenke, Muskeln und Sehnen ebenso wie die inneren Organe und die Haut. Diese Körperbereiche werden erspürt und damit erkannt. Gleiches gilt auch für die Sinnesorgane. Die Augen, Ohren, Zunge und den Mundraum sowie den Naseninnenraum können Sie mit dem Tastsinn wahrnehmen. Sogar Gedanken und Gefühle können Sie ertasten.

Sie kommen mit ihnen in Berührung, werden »berührt« und »bewegt«.

Berührungen haben verschiedene Richtungen im Raum: vorn, hinten, links, rechts, oben und unten. Die Asanas machen Erfahrungen in den verschiedenen Richtungen möglich. Im Yoga wählen Sie immer den eigenen Körper als Ausgangspunkt. Darüber hinaus sind für Sie auch die Rückwirkungen mit dem Fußboden, der Luft und so weiter interessant, da der Mensch im Yoga immer in Beziehung zu seiner Umgebung verstanden wird.
Was für den Menschen als Ganzes gilt, lässt sich auch auf Teilgebiete übertragen: Der Fuß findet den Widerstand des Bodens; die Hand wird an einem bestimmten Ort in der Luft gestreckt.
Um solche Bewegungen im Rahmen der Asanas auszuführen, ist es nicht nötig, alle Muskeln, Sehnen und Knochen im Detail zu kennen. Es sind Alltagsbewegungen. Das Nervensystem denkt und steuert in Aktionen. Es reicht also aus, das Vorhaben »Finger strecken« zu denken, um es auszuführen. Sie brauchen nicht die einzelnen Muskeln und Sehnen benennen zu können, um den Finger in die beschriebene Position zu bringen. Die verschiedenen Gegenden des Körpers agieren als eigenständige Wahrnehmungs- und Handlungszentren. Mit Hand und Fuß, mit Knie und Achselhöhle kann gehandelt werden. Wenn es dort eine direkte Wahrnehmung gibt, können Aktion und Haltung exakt darauf bezogen, gesteuert und reguliert werden (siehe auch die Abbildung auf Seite 189).

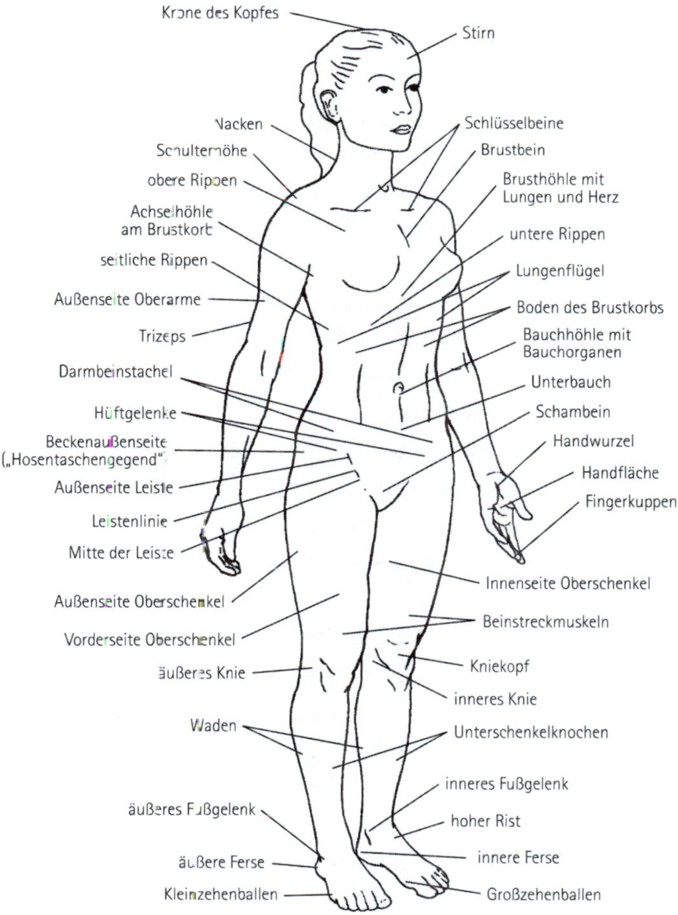

Die wichtigsten Aktionsorte bei den Asanas

Die Entspannungsbewegung der Leistengegend

Wie bereits erwähnt, ist die Leistengegend für den weiblichen Zyklus neben den anderen Körperzonen besonders bedeutsam. Die Leiste ist der Übergang zwischen Unterbauch und Oberschenkel. Sie bildet eine Linie, die sich von vorn oben, außen am Becken beginnend, über die Mitte, entlang der Beugefalte zwischen Unterbauch und Oberschenkel, vorbei am Schambein, über die Innenseite nach hinten verfolgen lässt. An der Jeansfalte im Schritt ist sie deutlich sichtbar.

Dieser Leistenlinie sollten Sie in jedem der vorgestellten Asanas feinfühlig Aufmerksamkeit schenken: Sie machen eine leichte, kleine Bewegung entlang dieser Linie. Sie beginnen dabei am äußeren oberen Anfang der Linie, gehen weiter zur Mitte und schließlich nach hinten. Prüfen Sie, ob die Bewegungsrichtung beider Seiten entlang dieser Linie gleichmäßig von vorn nach hinten verläuft, was die wünschenswerte Hauptbewegung ist. Lassen Sie den Körper der Bewegung folgen. Prüfen Sie, ob Sie die Bewegung ausreichend, zu klein oder zu weit ausgeführt haben. Manchmal wird es genügen, die Bewegung nur gedanklich durchzugehen, um den erwünschten Effekt auszulösen. Manchmal werden Sie eine kleine oder etwas größere sichtbare Bewegung durchführen. Weiterhin ist die gleichmäßige Entspannung – von der Leistengegend ausgehend – zwischen Bauchraum und Oberschenkelinnenseite erwünscht sowie die Entspannung der unter der Leistengegend liegenden Hüftbeugemuskulatur.

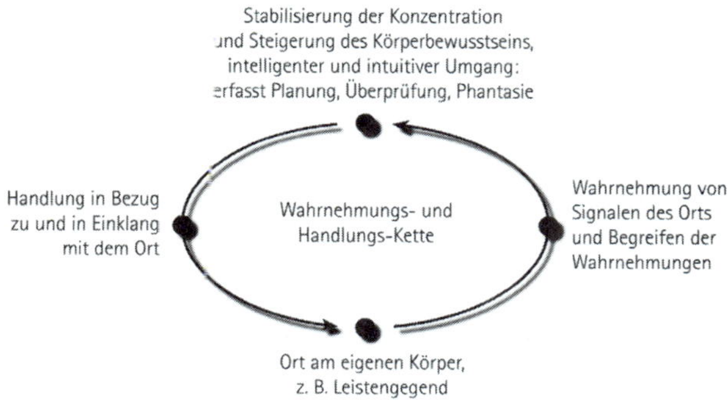

Jedes Asana ermöglicht Varianten dieser Bewegung. In manchen Asanas, beispielsweise in Asana 2, wird dieser Muskel flächig unter der Leiste ausgebreitet; in anderen, wie Asana 1, wird er weich in Richtung Innenseite des Oberschenkels gezogen.
Sie werden nicht an jedem Tag in derselben Verfassung sein. Je nach Ihrer Tagesform kann sich die Leistengegend mehr oder weniger entspannt, wärmer oder kühler, durchlässiger oder undurchlässiger anfühlen. Sie können sie jeweils mehr oder weniger genau, in geringerem oder in größerem Umfang wahrnehmen. Die Aufmerksamkeit, bei der Ihre Handlung und Wahrnehmung zusammentreffen, kann stabiler oder instabiler, wacher oder schläfriger sein. Mit Ihrem Interesse an Verbesserung und guter Qualität kann es Ihnen gelingen, Handlung und Wahrnehmung immer genauer aufeinander abzustimmen und so in Ihrer Leistengegend freier zu werden. Auf diese Weise wird in der Leistengegend der Handlungs- und Wahrnehmungs-

kreis geschlossen, wodurch die gewünschten Anregungen entstehen können.
Ähnlich steigern Sie die Qualität an anderen in der Abbildung auf Seite 189 angegebenen Orten: zum Beispiel die Kraft der Füße und Hände, die Kraft von Oberschenkel- und Oberarmstrecker, die Geschmeidigkeit der Muskeln und vieles mehr.

Erste und zweite Erkenntnis

Die Leistengegend (Vitapa-Marma) kann, wie alle anderen Orte des Körpers, durch die Asanas berührt werden. Drei Dinge sollten dabei zusammenspielen:

- »Makro«-Yoga betrifft einfache Vorgänge und Aspekte des Körpers, die schnell und gut zu erfassen sind. Beispiel: Wo gehört der Fuß hin? Was macht der Muskel? In welche Richtung schauen Sie? (Sthula-Sharira)
- »Mikro«-Yoga beobachtet die feinen und komplexen Prozesse und geht darauf ein. Beispiel: Wie stark genau gehört der Finger gestreckt? Wie stark genau soll an einem Muskel gezogen werden, damit dieser sich dehnen kann? (Suksma-Sharira)
- »Ursachen«-Yoga berücksichtigt die Aspekte des Körpers, die etwas bewirken. Beispiel: Wie können Sie dazu beitragen, dass die Leistengegend sich entspannt? Wie genau kann es gelingen, dass die Muskeln sich lockern? (Karana-Sharira)

Die Makroaspekte wurden in den Beschreibungen der Asanas ausführlich genannt, die wichtigsten der zahlreichen Mikro- und Ursachenaspekte erwähnt. Zusammenfassend lässt sich der Ablauf folgendermaßen beschreiben:

Die Wahrnehmungen der inneren und äußeren Welt werden durch die fünf Tore – Berühren, Sehen, Hören, Riechen und Schmecken – aufgenommen. Es entstehen Eindrücke, persönliche Empfindungen und erste Erkenntnisse. Die Wahrnehmungen werden verstehbar beziehungsweise es wird deutlich, was man versteht und was nicht. Es existiert die Möglichkeit, etwas zu verbessern oder sich etwas Besseres auszudenken.

Auf dieser Grundlage kommt es zu einer zweiten Erkenntnis darüber, was getan werden kann, was man dazu braucht und welchen Sinn es für einen selbst macht. Ein Eindruck entsteht, wie sich die eigene Handlung durch die Handlungstore – Sprechen, Greifen, Gehen, Ausscheiden, sexuelle Aktivität – bewegt.

Die freie Bewegung in all diesen Phasen kann sehr durchdacht und bewusst stattfinden. Sie kann aber ebenso ohne Worte intuitiv und so schnell ablaufen, dass es schwer ist, sie mitzubekommen. Sie setzen sich beispielsweise hin und spreizen die Beine. Bereits die Qualität der geschmeidigen Bewegung kann das Spüren miteinbeziehen; die Bewegung ins Bequeme könnte selbst schon bequem sein. Doch manchmal zwickt es in der Leiste, oder die Hinterseite der Oberschenkel will sich nicht entspannen. Eventuell lässt sich das im Moment nur begrenzt lösen, und es wird für Sie als zukünftige Aufgabe sichtbar: Wie könnten die Hinterseiten der Oberschenkel und die Leistengegend von Verspannung befreit werden? Wie könnten Sie im

Alltag häufig so durchs Leben gehen, dass Ihre Leistengegend im befreiten Zustand bleibt oder dieser sich sogar noch steigert?

Die eigene Natur und das eigene Handeln

Ayurveda betrachtet den Menschen als handelnde Person (Purusha) mit Vorlieben und Abneigungen. Diese Person hat eine eigene Natur (Prakriti). Im Ayurveda geht es darum, die Vorlieben und Abneigungen zu verstehen, um danach handeln zu können und so Gesundheit und Wohlbefinden zu erreichen. Im Samkhya-Yoga wird dieselbe Grundidee etwas philosophischer ausgedrückt: Es geht darum, durch unterscheidende Erkenntnis Freiheit zu gewinnen.

Die gemeinsame Aktivität von Purusha und Prakriti ergibt sinnvolle Handlungen. Zur Illustration wird gern folgendes Bild verwendet: Ein Blinder und ein Lahmer können den Wald, in dem sie sich verirrt haben, nur verlassen, indem der Blinde den Lahmen auf die Schultern nimmt.

Beide sind die sich ergänzenden Teile eines Ganzen, doch existieren Unterschiede und damit auch Spannung:

- ✦ Die handelnde Person (Purusha) ist immer in der Mitte, bewusst, nicht identifiziert (nicht involviert, da nicht mit speziellen Eigenschaften ausgestattet) sowie frei.
- ✦ Die eigene Natur (Prakriti) ist sich nicht bewusst, sie befindet sich in einem ständigen Wandel und besteht aus verschiedenen Eigenschaften und Bedürfnissen.

Sie verursacht Bindung und hat das Ziel, sich verständlich zu machen.

Da die handelnde Person (Purusha) immer frei ist und die eigene Natur (Prakriti) immer gebunden und bindend, ist es gar nicht nötig und auch nicht möglich, sie voneinander zu trennen. Vielmehr ist es wichtig, Purusha und Prakriti nicht zu verwechseln oder bestehende Verwechslungen aufzulösen, um die natürliche Spannung wiederzugewinnen.
In einem alten Text heißt es: Nichts ist zärtlicher zu einem selbst als die eigene Natur (Prakriti). Das kann allerdings nur geschehen, wenn die unauflösbare Beziehung zwischen Prakriti und Purusha erkannt und respektiert wird. Leben ist, was durch die Beziehung beider möglich ist. Erst mit dem Tod endet diese Beziehung. Im Yoga wird deshalb empfohlen, kurz an den Tod zu denken, wenn Sie mit den Asanas beginnen. Das Wissen um die Nähe von Leben und Tod hilft, bewusst zu leben und damit die eigene Lebensqualität zu erhöhen.
Da sich durch innere und äußere Einflüsse ständig Veränderungen ergeben, ist es notwendig, sich immer wieder neu auf diese Basisbeziehung von eigenem Handeln und eigener Natur und auf die damit zusammenhängenden Lebenskräfte einzulassen. Täglich Asanas zu praktizieren, hat hier seine konkrete und logische Grundlage: sich stets neu auf die aktuellen Gegebenheiten einstellen, sie wichtig zu nehmen, sie begreifen, sich zu ihnen in Beziehung setzen und daraus Handlungen entwickeln.
Das heißt in der Praxis: Sie üben ein Asana und beob-

achten, was Sie wahrnehmen und an ersten Erkenntnissen gewinnen können. Es kann anhand dieser ersten Erkenntnisse ein Impuls spürbar werden, etwas daraus zu machen. Gewinnen Sie dann eine zweite Erkenntnis, zum Beispiel: »Ich spüre, dass ich bequem liege; so kann ich liegen bleiben.« Oder: »Ich spüre, dass meine Beine zusammengezwickt sind.« (Wahrnehmung und erste Erkenntnis) »Ich rutsche mit den Beinen etwas auseinander.« (zweite Erkenntnis und Handlung)

Mitunter sind nicht nur Erkenntnisse und Handlungen für die Gegenwart wichtig, sondern sie stellen Aufgaben für die Zukunft dar, zum Beispiel: »Ich spüre, dass die Hinterseite meiner Oberschenkel verspannt ist.« Oder: »Meine Leistengegend ist hart – und ich merke sofort, dass sie weicher sein sollte.«

Der Bezug zu sich selbst, das heißt zu merken: »Das ist meine Leistengegend, die so beschaffen ist; sie gehört zu mir, ist ein Teil von mir«, ist sehr wichtig und eröffnet oft erst die Perspektive auf Handlungsmöglichkeiten.

Yoga ist Tantra

Die Beziehung zwischen der eigenen Natur (Prakriti) und der handelnden Person (Purusha) wird mitunter mit der dynamischen Beziehung zwischen Frau und Mann verglichen. Sowohl Prakriti und Purusha als auch die tantrischen Entsprechungen Shakti und Shiva werden dann als uranfängliche, allem Späteren vorangehende Paarbeziehung verstanden, als erste, vor jeder Tradition stehende Yogis, Tanzende und Tantriker.

Der Tanz von Shakti und Shiva

Die Frage, woher Yoga, der Tanz, die Musik und die Medizin kommen, wird in der indischen Tradition oft so beantwortet: Shaktis Schönheit hat Shiva zu den Yoga-Asanas, zum Tanz und vielem mehr inspiriert.

Shiva steht außerhalb der kreativen Energie der Natur (Shakti), gerade deshalb kann er sie meditativ erfassen. Shiva gilt als der ewig genießend Meditierende, als jenseits von Gut und Böse, Richtig und Falsch. Shiva hat nichts anzubieten, weder Grundbesitz und Geld noch eine besondere Herkunft und Familie. Shakti ist damit zufrieden. Sie begehrt außer ihm nichts anderes. Shakti berührt Shiva durch ihre Sinnlichkeit, ihr Verlangen und ihre Liebe. Sie macht ihn zum liebenden Mann.

Wie Achse und Rad, Ruhe und Bewegung, bilden beide zusammen eine besondere Dynamik. Das Kama-Sutra, der erste indische Text über die Liebeskunst, stammt etwa aus derselben Zeit wie die Yoga-Sutren, das Samkhya und das Tantra: etwa 100 bis 300 n. Chr. Diese Epoche gilt als glückliche Zeit Indiens, in der genaue Beobachtung und präzises Denken kultiviert wurden. Die Menschen lebten in Einklang mit der Natur in der Natur, wie es in Indien heute noch bei einigen Stämmen der Fall ist. Es gab auch Städte mit festen Häusern, Wasserleitungen, Bädern und anderen kulturellen Errungenschaften, ein Rechtssystem und Bewässerungsanlagen für die Felder. Die Frauen hatten viel zu sagen. Sie bewegten sich frei in der Öffentlichkeit. Es gab zum Teil matriarchalische Lebensweisen, besonders in Südindien. Voreheliche sexuelle Erfahrung war üblich. Verschiedene philosophische Systeme wie Samkhya und Nyaya sowie verschiedene religiöse Orientierungen wie Hinduismus, Buddhismus und Jainismus existierten friedlich nebeneinander.

Manche der scharfsinnigen Beobachtungen sind jedoch später in autoritären Regeln erstarrt. Das offene Konzept von Prakriti und Purusha wurde für die Männer und gegen die Frauen verengt. In manchen Büchern können Sie die Aussage finden, dass die Frau als unfrei anzusehen ist. Nur der Mann sei fähig zur Freiheit und Meditation. Mitunter wird sogar behauptet, die Frau sei unrein, weil sie menstruiere. Diese Aussagen basieren auf einer fälschlichen Übertragung des Purusha-Prakriti-Konzepts auf Mann und Frau. Der natürliche, gesunde Vorgang des Menstruationsflusses, der Teil der Natur der Frau ist, wird als etwas Unreines missinterpretiert.

Eine der Eigenschaften von Purusha besteht darin, immer frei zu sein und Bewusstsein zu schaffen. Eine der

Eigenschaften von Prakriti ist es, sich zu binden und tätig zu sein im Interesse von Purusha, also im Interesse der Erfüllung und Befriedigung von Wünschen der eigenen Person. Fälschlicherweise führte dies zu der Behauptung, dass die Frau aufgrund ihrer Eigenschaften immer gebunden sei. Am besten solle sie es gar nicht erst versuchen, Freiheit zu erlangen. Doch Prakriti und Purusha können nur gleichzeitig existieren. Die zum Teil gegensätzlichen Eigenschaften beider ermöglichen eine besondere Dynamik von schöpferischer Zusammengehörigkeit. Ihre besondere Beziehung entspringt ihrer unmittelbaren Nähe.

Genauso ist es mit Shakti und Shiva. Die Shakti des Tantra ist die aktive Energie und schöpferische Kraft des passiven Meditierers Shiva. Beide sind ein Liebespaar in jeder Person, in jeder Frau und in jedem Mann. Diese Beziehung ist die Quelle der persönlichen Vorlieben und Abneigungen, der persönlichen Dynamik und des einen Seins, des Mögens von sich selbst. Andererseits besteht diese Liebesbeziehung zwischen Frau und Mann. Dies ist der Doppelsinn von Purusha und Prakriti.

Sexualität

Samkhya und Ayurveda machen bezüglich der Sexualorgane bei Frau und Mann in einem Punkt keinen Unterschied: Bei der Frau wie beim Mann sind es aktive Handlungen, die Genuss erzeugen.

Die Vagina (Yoni) ist das aktive Königreich, das Haus. Shivas Penis (Lingam) ist der passive, meditative Bewohner oder derjenige, der in diesem Schoß Ruhe und Frieden findet.

Die Frau gilt im Ayurveda als relativ kühlend, der Mann als erhitzend. Das kühlende Haus (Vagina) der Frau mit dem kühlenden Sonnenschirm (Klitoris) kann den erhitzten Mann aufnehmen. Die natürlichen Unterschiede von Mann und Frau werden nicht als Gegensätze, sondern als Möglichkeit der Steigerung angesehen. Dem Liebesspiel können Flügel verliehen werden, es kann zum ästhetischen Kunstgenuss werden und Freiheit in einem konkreten und philosophischen Sinn ermöglichen. Liebe, Kunst und Freiheit sind aus dieser Sicht auch durch Sexualität möglich.

Der Name für die Leistengegend (Vitapam), der im Indischen mit »sich etwas leisten«, »sich etwas gönnen« zusammenhängt, spricht auf diese Zusammenhänge an. Es wird dabei an Musik, Gesang, Literatur, Schauspiel, gute Unterhaltung, angenehme Gesellschaft, Erotik und kulinarische Genüsse gedacht. Dieser Ort des Körpers kann, wie auch jeder andere Ort des Körpers, zur Quelle für Wohlbefinden und Wohlbehagen werden, beides charakterisiert aus ayurvedischer Sicht den Zustand der guten Gesundheit.

Die Vagina wird auch mit dem Lotos verglichen, der lebendigsten und schönsten Pflanze, die es aus indischer Sicht gibt und die im Kühlen des Wassers wächst und erblüht. Der Penis wird auch mit einem Diamanten verglichen, der für reiche Erfahrung und für klares Sein, für die Ruhe hinter Raum und Zeit steht und der in der Sonne glänzt.

Kinderwunsch

Um einen Kinderwunsch zu erfüllen, sind aus ayurvedischer Sicht die ersten Tage nach der Menstruation ein idealer Zeitpunkt. Für Frau und Mann wird während der Menstruation eine Pause sexueller Aktivität empfohlen. Dies hat physiologische und psychologische Gründe. Die Qualität des männlichen Samens wird durch diese Pause besser sein. Gäbe es nicht die Ausscheidung des Menstruationsflusses, so wäre die Frau auch in den allerersten Tagen des Zyklus fruchtbar.
Die einzige Stellung, die empfohlen wird und von den Organen her die beste Möglichkeit bietet, zu empfangen und schwanger zu werden, ist die von Gesicht zu Gesicht: Die Frau liegt auf dem Rücken, der Mann auf ihr.

Genuss und Lebensfreude

In Tantra, Ayurveda und Yoga soll das natürliche Bedürfnis nach Erotik und Sexualität nicht unterdrückt werden. Es geht darum, mit der Natur in Beziehung zu treten und sich nicht von ihr abzukehren. Für Tantra und Yoga ist das Ziel Genuss und Lebensfreude sowie die Auseinandersetzung mit Schmerz und Leid, damit diese in Zukunft vermieden werden können. Unausgeglichenheit und Verspannungen sollen abgebaut werden.
Das Wort Tantra kommt vom Verb tan und heißt »erweitern«, »ausdehnen«. Es geht also um die Erweiterung der Erfahrungen, der Wahrnehmungen des Gefühls und der Fähigkeiten des menschlichen Bewusstseins.

Anders ausgedrückt heißt das, es geht um den Abbau von Einengungen, übersteigerten Gefühlen, Gefühlsarmut und Engstirnigkeit. Es werden Beschreibungen und Anleitungen zu einem entsprechenden methodischen Vorgehen gegeben. In einem alten Text heißt es: »Niemand erlangt Vollendung durch schwierige und quälende Aufgaben, sondern nur in der Erfüllung der Wünsche.«
Diese Idee findet sich im Hatha-Yoga. Hatha heißt »zielgerichtete Aktivität«, »Ursache der Aktivität«. Ein klassisches Bild dafür ist ein Karren, der von zwei Ochsen vorwärts gezogen wird. Zwei Kräfte müssen verbunden und ausbalanciert werden (Yoga), damit es auf einem sinnvollen Weg vorangeht und die Person im Karren die Fahrt genießen kann. Die beiden Kräfte sind in einem weiteren Sinn Gefühle und Gedanken. In einem engeren Sinn sind es die vorwärts und rückwärts gerichteten Bewegungen.
In einer weiteren Differenzierung sind es die sonnenartigen und die mondartigen Prozesse. Der mondartige Nektar (Soma), der in der Kehle und im Kopf entsteht, soll dort bleiben und gespeichert werden und nicht ins Feuer des Bauchraums fallen und verbrennen. Dies kann durch (Hatha-)Yoga erlernt werden.

Die Dynamik von innerem Mond und innerer Sonne

In der Chakra-Lehre des Tantra wird erklärt, wie die »Energie« im Menschen fließt. Ein Chakra ist mit einem Rad vergleichbar.

Wer einmal traditionell arbeitende indische Töpfer gesehen hat, hat eine Vorstellung von der Dynamik einer Scheibe. Sie legen das Ende eines Stocks in eine Vertiefung am Rand einer großen Töpferscheibe. Der Stock wird geschickt abwechselnd vorwärts und rückwärts bewegt und somit die Scheibe in Schwung gebracht. Dann setzt sich der Töpfer hin und dreht einen rumpfhohen Krug. Bis die Scheibe ihren Schwung verloren hat, ist er bereits fertig. Dieser Krug, der traditionell zum Wasser holen benutzt wurde, besitzt eine wichtige philosophische Bedeutung: Der innere Raum und der äußere Raum sind beide vorhanden sowie genau und dauerhaft ausbalanciert. Um dieses Ziel zu erreichen, ist im Samkhya-Yoga-Ayurveda immer wieder eine vorwärts gerichtete Dynamik nötig.

Die spezielle Bewegung einer Schlange ist ein anderes Beispiel, um diese besondere Mischung von kreativem Potenzial und Ruhe zu verdeutlichen. Normalerweise bewegt sich das Tier schlängelnd vorwärts. An der Eingangsöffnung seiner Höhle erzeugt die Schlange jedoch ein dynamisches Gleichgewicht, um völlig gleichmäßig und gerade, elegant und ruhig in die Höhle zu gleiten. Der Eingang zur Höhle ist ohne diese Bewegung meist nicht sichtbar. Passend aufeinander abgestimmte mond- und sonnenartige Kräfte, Handlungs- und Wahrnehmungsprozesse ermöglichen außergewöhnliche Erlebnisse.

Die Chakra-Dynamik, die bei jeder Person vorhanden ist, liegt in einer Art Schlafzustand; die Schlange kann jedoch erwachen. Ausschlaggebend dafür ist die Balance zwischen den zentripetalen, nach innen gerichteten, bewusstseinsreduzierenden, mondartigen Kräften und den zentrifugalen, sonnenartigen, nach außen gerichteten, bewusstseinssteigernden Kräften. Die mondartigen Prozesse (Ida) liegen mehr auf der linken Seite, die sonnenartigen Prozesse (Pingala) finden mehr auf der rechten Seite des Menschen statt. Die Zuwendung zum Mondartigen ist für Frau und Mann mit einem mehr ruhigen und regenerativen Zustand verbunden. Mitunter ist dazu eine Art Rückzug in die Höhle notwendig. Männer brauchen dies genauso wie Frauen, doch Frauen haben das Glück, jeden Monat an die Begegnung mit den mondartigen Prozessen erinnert zu werden. Die ersten Tage des Zyklus stehen ganz in diesem Zeichen. In der mittleren Phase ist eine mehr oder weniger gute Balance zwischen mond- und sonnenartigen Kräften vorhanden. In der Endphase des Zyklus wird der Einklang mit der inneren Sonne zur Herausforderung.

Frauen haben es auf der Grundlage des Menstruationszyklus oft besser gelernt, bei sich selbst Veränderungsprozesse zu beobachten. Männer erleben keinen Menstruationszyklus. Ihnen fällt es deshalb nicht selten sehr schwer, in Kontakt mit den mondartigen Dynamiken zu kommen. Für mich selbst waren einige Jahre nötig, bis ich beispielsweise Asana 1 und 2 in befriedigender Weise praktizieren konnte.

Männer können oft besser mit den sonnenartigen Dynamiken umgehen. Nicht selten jedoch werden diese Vorgänge in überzogenem Leistungsdenken überbewertet und geraten damit vom Yoga her gesehen aus der Balance, was sich an überhitzter Anspannung etwa der hüftgelenksumgebenden Muskulatur, der Lendenmuskeln und der Leistengegenden zeigt.

Die Mondstationen der Liebe

Der etwa 28 Tage dauernde innere Mondzyklus der Frau hat noch eine weitere Besonderheit. Es wird im Tantra beschrieben, dass die Energie sich im Verlauf dieses Zyklus im Körper an unterschiedlichen Orten aufhält, den so genannten Mondstationen der Liebe. Diese Energie gilt auch als Auslöser für Liebe.

Zu Beginn steht der Neumond. Bei zunehmendem Mond zeigt sich die Energie in der linken großen Zehe. In den nächsten Tagen wechselt sie zum Fuß, zum Knie, zu den Schenkeln, über Nabel und Achselhöhle hinauf zu Kehle, Wangen, bis zum Scheitel (Vollmond). Die abnehmende Phase geht wieder hinunter zur rechten großen Zehe.

Jede Frau wird entsprechend ihrer individuellen Natur an unterschiedlichen Tagen und damit in Zusammenhang mit unterschiedlichen Orten Auslöser für den Wunsch nach Erotik und Sexualität erleben. Aus der Sicht der indischen Liebeslehrbücher ist es die Aufgabe des Mannes, mit diesen Orten so zart wie mit Blumen umzugehen und sich auf die Wünsche und Bedürfnisse der Frau einzustimmen. (Bei Männern wird ein ähnlicher Zyklus beschrieben, die Energie jedoch läuft in umgekehrter Richtung.)

Damit schließt sich der Kreis zu den Asanas. Interessanterweise werden traditionell zu Beginn des Menstruationszyklus Asanas geübt, bei denen die Beine und Füße in besonderer Weise kühlend beruhigt werden. Denken

Sie etwa an Asana 2 und 4 (mit weich zusammengefalteten Beinen sitzen und liegen). Die großen Zehen und die Fußsohlen werden in beruhigender Weise so aneinander gelegt, dass eine Balance zwischen rechtem und linkem Fuß entsteht und der Übergang der Energie für den Neubeginn möglich wird.

Die verschiedenen Aspekte des inneren Mondes

Solange die mondartigen und die sonnenartigen Prozesse ablaufen, ist Bewegung vorhanden. Solange Sonne und Mond existieren, gibt es den Faden der Zeit: Der Tag- und Nachtzyklus ist der Sonnenzyklus, der Monatszyklus ist der Mondzyklus.
Das Mond- und das Sonnenartige sind in der äußeren Natur, im sozialen Leben und in der inneren Natur gleichzeitig in jeweils unterschiedlicher Ausprägung vorhanden. Gemeint sind hier nicht die äußere Sonne und der äußere Mond, obwohl die Aussagen auch darauf bezogen werden können. Es geht um inneres Mondartiges und inneres Sonnenartiges. Bestimmte Eigenschaften und Erlebnisqualitäten sind mit diesen Ausdrücken gemeint. Die Beziehungen und die Qualitäten werden als ähnlich angesehen, nicht jedoch die Objekte. Das heißt, der äußere Mond kühlt, und der innere Mond kühlt; die äußere Sonne erwärmt die Erde, die inneren sonnenartigen Prozesse erwärmen den Körper. Es werden gleichartige Vorgänge beschrieben, also Vorgänge, deren konkrete Qualitäten gleich

sind und die eine gleichartige Logik besitzen. Mondartig ist beispielsweise der kühle Kopf, der wache Geist, die gute Stimmung, die ruhige Qualität der Aufmerksamkeit. Um lernend vorwärts zu kommen, sind die heißen Phasen konzentrierten Denkens notwendig, in denen sich der Verstand für etwas erwärmt, sich der Geist mit etwas beschäftigt und sich anstrengt. Jedes Lernen von Wichtigem ist ein Prozess: Bereits vorhandenes Altes wird umgewandelt oder Neues zum Alten hinzugefügt und dadurch verwandelt. Was einem gefällt, was man mag, die Vorlieben und Zuneigungen entstehen jeweils zu den äußeren Prozessen, die die inneren Prozesse unterstützen und damit das innere Gleichgewicht stabilisieren helfen. Wer müde ist und Entspannung sucht, freut sich auf die Nacht. Wer munter und aktivitätsbereit ist, freut sich auf den Tag. Viele Menschen in Mitteleuropa lieben die ersten warmen Sonnentage nach dem Winter. Viele Menschen in Indien lieben die ersten kühlen Mondnächte nach dem heißen Sommer.

Dieser Zusammenhang von inneren und äußeren Vorgängen macht verständlich, dass man manches gern mag und liebt. Es ist der Doppelsinn der inneren und äußeren Liebesgeschichte – von Prakriti und Purusha, von Shakti und Shiva.

Anhang

Polsterrollen selbst herstellen

Für zwei Rollen benötigen Sie:

- 90 cm Nesselstoff, der 1,60 m breit liegt
- Nähgarn
- ca. 2 m Kordel
- 4000 g Kapok (Pflanzenfaser aus dem Kapokbaum, wird auch Baumwollseide genannt)

Nähanleitung:

- Schneiden Sie den Nesselstoff in der Mitte durch, sodass aus zwei Stücken à 90 cm x 80 cm zwei Rollen genäht werden können.
- Nehmen Sie den ersten zugeschnittenen Stoff. Legen Sie die Längsseiten aufeinander, und nähen Sie diese zusammen. Rechnen Sie dabei für die Naht jeweils 4 cm ein, sodass die Rolle einen Umfang von 82 cm erhält.
- Nähen Sie dann, mit jeweils einer Nahtzugabe von 4 cm die Enden für den Kordelzug um.
- Teilen Sie die Kordel in vier gleiche Teile (jeweils 50 cm), und ziehen Sie sie ein.
- Ziehen Sie an einer Rollenseite die Kordel fest, und füllen Sie die Rolle mit Kapok. Ziehen Sie dann die Kordel auf der zweiten Seite fest. Die Kordelenden können dann in die Rolle hineingedrückt werden. Sie

können die Rolle abschließend an beiden Seiten zunähen.

✦ Wenn Sie wollen, können Sie aus einem Stoff Ihrer Wahl einen Bezug nähen.

Die empfohlenen Yoga-Gürtel und Klötze können Sie über das Yoga-Forum München e.V. (Steinstraße 42, D-81667 München, Tel. 089/48 95 10 40, Fax 089/48 81 18) beziehen.

Literatur

Reinhard Bögle/Monika Leye: »Welcher Sport für wen?« aus der Sicht von Yoga. In: Hartmut Baumann/Monika Leye (Hrsg.) Bewegung und Sport mit älteren Menschen. Aachen 1997.

Reinhard Bögle: Auf-und Abwärmen aus der Sicht des Yoga. In: Bayr. Staatsministerium für Unterricht, Kultus, Wissenschaft und Kunst (Hrsg.) Begleitbroschüre zur Lehrerfortbildung für den Sportunterricht in Bayern: Auf- und Abwärmen – aber richtig! München 1997.

Reinhard Bögle: Leib und Seele – Yoga in der Erwachsenenbildung. Unveröffentlichte Diplomarbeit, Universität Regensburg 1980.

Reinhard Bögle: Yoga – Ein Weg für Dich. Zürich 1991.

Reinhard Bögle: Praxisbuch Ayurveda Yoga. München 2008.

Reinhard Bögle: Yoga und die Marmas. Broschüre zum 10jährigen Jubiläum des Yoga-Forums-München, München 2000.

Reinhard Bögle: The last 25 Years of Yoga - Developments, Topics, Results. In: Background Papers zu 25 Jahre IASTAM INDIA. Pune 2005.

Reinhard Bögle/Roland Lüthi: Erfolgsfaktor Gesundheit. Bern, Stuttgart, Wien 2000.

Reinhard Bögle/Narendra S. Bhatt: Gesundheit in Yoga und Ayurveda. Dokumentation einer Fachtagung. München 2001. Erhältlich als Videos beim Yoga-Forum.

Reinhard Bögle/Narendra S. Bhatt: Wie Sie Sie selbst sein können – die Logik von »gesundsein« in Ayurveda und Yoga. Videodokumentation der Fachtagung. München 2002 (erhältlich über das Yoga-Forum)

T. K. V. Desikasar: Vorwort in: V. Ananthanarayanan: Learning Through Yoga. Madras 1983.

Mario Erdheim: Die gesellschaftliche Produktion von Unbewußtheit. Frankfurt 1984. Feministisches Frauen-Gesundheits-Zentrum (Hrsg.): Clio 45 – Menstruation. Berlin 1997.

Sigmund Freud: Totem und Tabu. In: Gesellschaft/Religion, Bd. IX. Frankfurt 1974.

Manfred Grosser/Hans Hermann/Franz Tusker/ Fritz Zintl: Die sportliche Bewegung. München 1987.

Max Horkheimer/Theodor W. Adorno: Dialektik der Aufklärung. Frankfurt 1978.

Bellur K. S. Iyengar: Licht auf Yoga. Weilheim 1969.

Gheeta S. Iyengar: Yoga für die Frau. München 1993.

Gloria I. Joseph (Hrsg): Schwarzer Feminismus. Berlin 1993.

Fritz Kramer: Verkehrte Welten – Zur imaginären Ethnographie des 19. Jahrhunderts. Frankfurt 1977.

Julia Leslie: Some traditional Indian views on menstruation and female sexuality. In: Roy Porter/Mikulas Teich (Hrsg.): Sexual Knowledge, Sexual Science

Claude Levi-Strauss: Das wilde Denken. Frankfurt 1973.

Silva Mehta/Mira Mehta/Shyam Metha: Yoga Gymnastik. München 1991.

Klaus Mylius (Hrsg.): Kama-Sutram. Leitfaden der Liebeskunst. München 1997.

Christiane Northrup: Frauenkörper, Frauenweisheit. Mainz 1999.

Wilhelm Reich: Die Entdeckung des Orgons I. Frankfurt 1979.

Lothar Seiwert/Doro Kammerer: Endlich Zeit für mich. Wie Frauen mit Zeitmanagement Arbeit und Privatleben unter einen Hut bringen. Landsberg 1998.

Linda Sparowe/Patricia Walden: Yoga und Gesundheit für Frauen. München 2002.

Katharina Wolfram: Mit dem Drachen tanzen. Kraftzentrale Beckenboden. München 1998.

Heinrich Zimmer: Philosophie und Religion Indiens. Frankfurt 1976.

Dank

Vaidya Dr. Narendra S. Bhatt gilt neben anderen gelehrten Frauen und Männern mein ausdrücklicher Dank für die Erforschung der ayurvedischen Grundlagen des Yoga. Dr. Bhatt wurde 2001 zum wichtigsten Ayurvedisten Indiens gewählt. Er ist Präsident von IASTAM Indien. Gheeta S. Iyengar sowie Gabriella Giubilaro und Patricia Walden haben mich durch ihre Yoga-Kenntnisse und ihre Yoga-Praxis besonders angeregt, auch an sie geht mein Dank. Den zahlreichen Frauen, die mir offen und präzise von ihren Erfahrungen berichtet haben und die ich unterrichten durfte, gilt mein herzlicher Dank.

Kontaktadresse

Reinhard Bögle, Yoga-Forum München e.V.
Steinstraße 42
D-81667 München
Tel.: 089/48 95 10 40 Fax: 089/48 81 18
www.yogaforum.de

Das Yoga-Forum München e.V. bildet u.a. für Volkshochschulen Yogalehrer aus.